Ovários Policísticos

Uma Visão Diferenciada

Ovários Policísticos

Uma Visão Diferenciada

LUCAS VIANNA MACHADO

Professor Emérito de Ginecologia da Faculdade de Ciências Médicas de Minas Gerais

Membro Titular e Palmas Acadêmicas da Academia Mineira de Medicina

"Expert Latinoamericano en Climatério Y Menopausia (FLASCYM)

Maestro de la Ginecologia Y Obstetricia Latinoamericana (FLASOG)

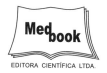

EDITORA CIENTÍFICA LTDA.

Ovários Policísticos – Uma Visão Diferenciada

Direitos exclusivos para a língua portuguesa
Copyright © 2007 by
MEDBOOK – Editora Científica Ltda.

Nota da editora: O autor desta obra verificou cuidadosamente os nomes genéricos e comerciais dos medicamentos mencionados; também conferiu os dados referentes à posologia, objetivando informações acuradas e de acordo com os padrões atualmente aceitos. Entretanto, em função do dinamismo da área de saúde, os leitores devem prestar atenção às informações fornecidas pelos fabricantes, a fim de se certificarem de que as doses preconizadas ou as contraindicações não sofreram modificações, principalmente em relação a substâncias novas ou prescritas com pouca freqüência. O autor e a editora não podem ser responsabilizados pelo uso impróprio nem pela aplicação incorreta de produto apresentado nesta obra.

Apesar de terem envidado o máximo de esforço para localizar os detentores dos direitos autorais de qualquer material utilizado, o autor e editores desta obra estão dispostos a acertos posteriores caso, inadvertidamente, a identificação de algum deles tenha sido omitida.

Editoração Eletrônica e Capa: REDB STYLE – Produções Gráficas e Editorial Ltda.

ISBN: 978-85-99977-06-4

Reservados todos os direitos. É proibida a duplicação ou reprodução deste volume, no todo ou em parte, sob quaisquer formas ou por quaisquer meios (eletrônico, mecânico, gravação, fotocópia, distribuição na Web, ou outros), sem permissão expressa da Editora.

Medbook **Editora Científica Ltda.**
Rua Pereira de Almeida, 14
CEP 20260-100 – Praça da Bandeira
Rio de Janeiro – RJ
Tel.: (21) 2502-4438 e 2221-6089
medbook@superig.com.br

Dedicatória

A meus queridos filhos Lucas, Flávia, Luíza, Adriana e Gustavo que, além da maravilhosa companhia, cresceram, casaram, deram-me netos e realizaram-se profissionalmente, permitindo-me a suprema felicidade de poder desfrutar, com a minha adorada Iêda, os felizes momentos da nossa radiante maturidade.

À Ení Maria André, portadora de hiperplasia supra-renal congênita que, em 1960, possibilitou-me descobrir o fascinante e maravilhoso mundo dos ovários policísticos.

Prefácio

A apresentação feita pelo meu amigo
Lucas foi colorida e precisa, porém, mais
importante, forneceu um conceito que é
clinicamente útil e clinicamente prático.
Leon Speroff
Videoconferência sobre:
Controvérsias em Endocrinologia
Ginecológica e Climatério
30 de outubro de 2003 (Conexão Médica)

Este texto é o resultado de uma longa paixão, fruto de uma obsessiva formação voltada para os conhecimentos básicos da ginecologia. Tive o privilégio de ser filho de um renomado e respeitado ginecologista, professor e fundador da Faculdade de Ciências Médicas, à época, pertencente à Pontifícia Universidade Católica de Minas Gerais. Desde o primeiro ano do curso médico, freqüentei diariamente a enfermaria de ginecologia da Santa Casa de Belo Horizonte e, por sugestão de meu pai, o laboratório de anatomia patológica durante oito anos. Durante todo o curso médico, concentrei-me especialmente na fisiologia e fisiopatologia do aparelho reprodutor feminino. Como conseqüência, em 1960, ainda no quinto ano da faculdade, foi-me encaminhado um caso de pseudo-hermafroditismo feminino por hiperplasia congênita da supra-renal. Para minha surpresa, durante a minuciosa investigação, os ovários da paciente se apresentavam com as características típicas dos ovários policísticos descritas por Stein e Leventhal. Este achado despertou-me um aguçado espírito crítico, transformando-me em um rebelde contestador.

Como cursei uma longa jornada, tendo os ovários como a menina dos olhos, julguei que era o momento de compartilhar esta experiência e o meu aprendizado com os colegas.

Tenho a convicção de que a linha de raciocínio aqui exposta e os pontos de vista pessoais irão levantar muitas dúvidas e questionamentos. Mas são as dúvidas e os questionamentos que impulsionam o progresso da ciência e nos fazem aprimorar o pensamento.

De qualquer modo, esta obra é o meu último cartucho. Se eu não conseguir convencer ninguém, terei de admitir a minha incompetência e recolher-me à minha insignificância. Como consolo, vou me apaixonar pelo testículo.

Introdução

Alterações esclerocísticas no ovário humano foram descritas por Chereau, em 1844, e a ressecção parcial desses ovários foi praticada antes de 1897, na Europa, por Gusserow, Martin, Wiedow, Zweifel e outros.[1] Nos EUA, Findley descreveu a ressecção em cunha nos casos de "degeneração cística do ovário" em 1904.[2] Apesar de relatos ocasionais sobre esta condição continuarem a aparecer nos anos subseqüentes, o grande interesse foi despertado em 1935, quando Stein e Leventhal relacionaram essa anormalidade anatômica a uma síndrome clínica consistindo em "irregularidade menstrual (oligo/amenorréia), esterilidade, hirsutismo e, menos consistentemente, desenvolvimento mamário retardado e obesidade".[3] A delimitação de uma suposta síndrome e, especialmente, o relato de ótimos resultados obtidos pela ressecção em cunha, fez do ovário policístico um campo fértil para as fantasias dos teóricos e, particularmente, para os cirurgiões, que naturalmente se deliciaram com um distúrbio funcional passível de uma solução cirúrgica plenamente satisfatória.

Em 1949, Jo Vincent Meigs homenageou os autores, atribuindo ao quadro o nome de "síndrome de Stein e Levental".[1]

Poucos questionamentos foram levantados para modificar esta situação até os anos 1950/1960, quando reavaliações críticas da chamada "síndrome de Stein-Leventhal", ou dos "ovários policísticos", começaram a ser divulgadas, motivadas pelos fantásticos avanços no conhecimento das complexas relações do eixo córtex-hipotálamo-hipófise-ovário, do metabolismo periférico e da biologia molecular. A partir de então, novas luzes foram acrescentadas ao quadro.

Acontece que, ao lado de tantos avanços científicos e da descoberta de intricados processos genéticos e metabólicos envolvidos na fisiologia da reprodução, a suposta síndrome permanece, nos dizeres de Shearman e Cox (em 1966), como "o enigmático ovário policístico".[4]

Será que esta síndrome realmente existe? Estamos até hoje procurando desvendar a causa definitiva desta misteriosa e enigmática síndrome.

Quem sabe não estaríamos seguindo um caminho errado? Não existe uma maneira mais simples, lógica e racional para entendermos este quadro tão freqüente e que diariamente aparece em nossos consultórios? Na minha lógica existe, e é o que eu chamo de "visão unitária da fisiopatologia ovariana".

Nos capítulos seguintes procurarei mostrar as bases históricas e contemporâneas do conhecimento do ovário e de sua fisiologia, assim como as diversas críticas e opiniões acerca da síndrome, para finalmente adequá-las à visão unitária.

Sumário

Capítulo 1	O Ovário nos Primórdios da Civilização	1
Capítulo 2	O Ovário na Era Contemporânea	11
Capítulo 3	Ovários Policísticos Antes e Depois de Stein e Leventhal	23
Capítulo 4	Ovários Policísticos: O que Aparece na Literatura	33
Capítulo 5	Como Diagnosticar "Síndrome dos Ovários Policísticos"	51
Capítulo 6	Ovários Policísticos: Uma Visão Diferenciada	63
Capítulo 7	Como Diagnosticar Ovários Policísticos	75
Capítulo 8	O que Fazer com a Paciente?	85
Capítulo 9	Epílogo	103
	Referências Bibliográficas	109
	Índice Remissivo	113

CAPÍTULO

O Ovário nos Primórdios da Civilização

O OVÁRIO NOS PRIMÓRDIOS DA CIVILIZAÇÃO

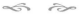

> *Aqueles que ignoram a história estão fadados a repeti-la.*
> George Santayana
> (filósofo, poeta, crítico literário e cultural norte-americano)

As respostas às questões presentes e futuras estão, muitas vezes, escondidas nas lições do passado. A evolução dos conceitos é um processo inexorável, levado adiante por um crescente número de pesquisadores utilizando uma tecnologia cada vez mais sofisticada e, geralmente, trabalhando sem uma integração formal dos esforços e, muitas vezes, chegando a resultados não percebidos originariamente.

Tudo tem sua história, e para entendermos completamente um problema temos de conhecer como ele se originou e desenvolveu para que tenhamos a perspectiva da sua solução. Grande parte dos dados históricos, abaixo citados, foram retirados da obra de John G. Gruhn e Ralph R. Kaser: *Hormonal regulation of the menstrual cycle. The evolution of concepts.*[5]

A descoberta do ovário como uma unidade anatômica é atribuída a Herophilus da Calcedônia, que o chamou de "testículo feminino", cerca de 300 anos antes de Cristo. Ele forneceu apenas informações esparsas referentes à estrutura do órgão. Foi Soranus de Éfeso que forneceu a primeira descrição macroscópica detalhada do ovário, no século 2 d.C.

Apesar de Herophilus e Soranus terem claramente reconhecido o "testículo feminino" como a contrapartida ana-

OVÁRIOS POLICÍSTICOS – UMA VISÃO DIFERENCIADA

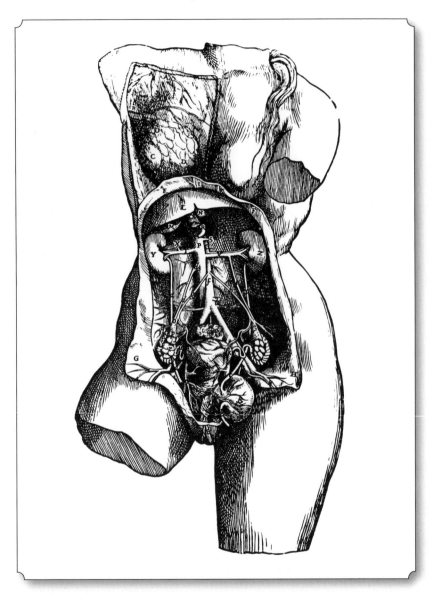

■ **Figura 1**
Ilustração do trato genital feminino feita por Vesalius. Observem que um epidídimo foi desenhado no "testículo feminino".

tômica do testículo masculino, somente quase dois séculos mais tarde foi que os trabalhos de Graaf (1672) e von Baer (1827) demonstraram que ele produzia "ovos". O fato de o ovário ser também um órgão de secreção interna não foi claramente afirmado até 1900.

Andreas Vesalius é creditado como o primeiro anatomista a ter descrito os folículos ovarianos. O ovário, no desenho da sua obra *De humani corporis fabrica* (1543), é referido como "o testículo do útero" (Figura 1). Hieronymus Fabricius, discípulo e sucessor de Fallopius, usou o termo *"ovarium"* em sua descrição do que é reconhecido como o ovário da galinha no seu texto *De Formatione ovi et Pulli* (1621). Entretanto, ele não usou o mesmo termo para o ovário humano.

É atribuído a Regnier De Graaf (1641-1673) o crédito de ter estabelecido o papel do ovário como produtor de "ovos" (Figura 2).

A sua obra magna, *De mulierum organis generationi*, publicada em Leyden no ano de 1672, contém a primeira descrição completa da gônada feminina dos mamíferos e estabelece que este órgão produz o ovo (Figura 3). Ele assumiu, incorretamente, o folículo inteiro como o ovo, um erro compreensível na era pré-microscópica. Além de descrever o folículo, o que vários autores já haviam previamente assinalado, ele descreveu o corpo lúteo pela primeira vez. Assim, a função geral do testículo feminino seria gerar o ovo, nutri-lo e trazê-lo à maturidade. Desta maneira, ele teria a mesma função do ovário das aves. Eles deveriam, então, ser chamados ovários, e não testículos. Vejam, na Figura 3, a semelhança com o clássico e didático desenho do ovário feito por Netter,

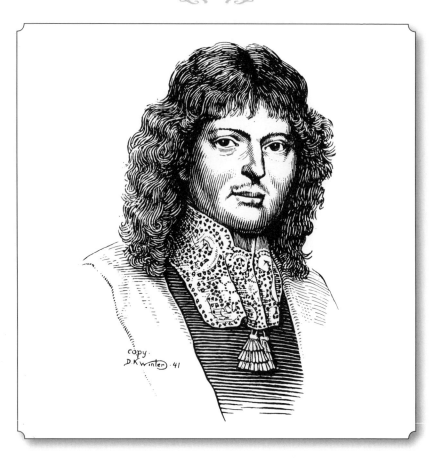

■ **Figura 2**
Regnier De Graaf.

em sua famosa coleção de ilustrações e que todos nós freqüentemente utilizamos.

Cerca de 100 anos depois de Graaf, von Haller designou o folículo ovariano como o folículo de Graaf.

Hermann Boerhaave, de Leyden, sugeriu que o ovo escaparia do ovário, deixando para trás um corpo lúteo, e que

O OVÁRIO NOS PRIMÓRDIOS DA CIVILIZAÇÃO

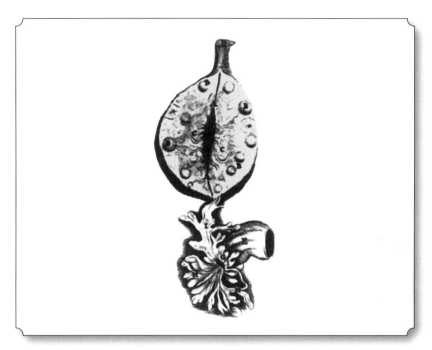

■ **Figura 3**
Ovário humano seccionado com os folículos e corpos lúteos, ao lado da parte terminal da trompa. Ilustração do livro de Regnier De Graaf.

este ovo deveria ser fertilizado pelo esperma antes de entrar no útero. O discípulo de Boerhaave, Albrecht von Haller, considerado o maior fisiologista de sua época, em 1744 rejeitou a hipótese de seu mestre. Em sua obra, ele escreveu:

> As vesículas ovarianas não são ovos, elas não contêm os rudimentos do animal.

Negrier, em 1840, e Rivelle, em 1893, demonstraram que um folículo se rompe a cada mês, que a mulher que nasce sem os ovários não menstrua e que a ovulação não ocorre antes da menarca ou após a menopausa.

Durante o século 19, a ooforectomia tornou-se uma operação relativamente comum. Por volta de 1858, Karl Ludwig, um renomado fisiologista da época, afirmava que a perda dos ovários humanos interromperia os ciclos menstruais e resultaria em atrofia uterina.

Em 1863, Edward Friedrich Wilhelm Pflüger forneceu a primeira teoria integrada para explicar a menstruação. Segundo ele, o aumento do folículo de Graaf distenderia o ovário, que enviaria impulsos nervosos à medula, que reflexamente causaria a dilatação dos vasos sanguíneos uterinos e ovarianos e o ingurgitamento pélvico, levando à proliferação do endométrio e, finalmente, à menstruação. Naquela época, os fisiologistas não estavam familiarizados com os hormônios, e os conceitos neurofisiológicos eram invocados para explicar inúmeros fenômenos.

A demonstração por Knauer, e a seguir por Halban, de que ovários transplantados poderiam prevenir a atrofia do útero que se seguia após a castração, estabeleceu o fato de que o ovário é um órgão de secreção interna. Em 1900, Josef Halban afirmava:

> Nós devemos assumir que uma substância é produzida pelo ovário, que quando tomada pela circulação é capaz de exercer uma influência específica sobre os órgãos genitais; a presença desta substância é absolutamente necessária para a manutenção e para o desenvolvimento dos outros órgãos genitais e da glândula mamária.

O OVÁRIO NOS PRIMÓRDIOS DA CIVILIZAÇÃO

Por volta de 1928, a idéia da existência de duas gonadotrofinas separadas foi proposta por Zondek e Ascheim, mas foi somente em 1931 que Fevold, Hisaw e Leonard publicaram evidências convincentes desta hipótese. A nomenclatura empregada por Zondek reflete a confusão inicial acerca das inter-relações entre as gonadotrofinas. A gonadotrofina hipofisária responsável pelo desenvolvimento folicular foi chamada Prolan A, e a luteinização ocorria sob a influência do Prolan B. O grupo da Universidade de Berkley, comandado por Herbert Evans, subseqüentemente descreveu a degeneração do tecido intersticial das gônadas de ambos os sexos após a hipofisectomia. Este processo poderia ser revertido pela administração do hormônio gonadotrófico chamado por Evans de hormônio estimulante das células intersticiais (ICSH). Ele julgou este nome mais apropriado do que hormônio luteinizante (LH), pois a luteinização ocorre somente nas mulheres.

CAPÍTULO

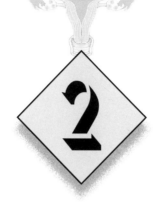

O Ovário na Era Contemporânea

ovário é uma glândula de secreção interna altamente complexa e exigente. Não é para menos, pois dele depende a perpetuação da espécie. É, portanto, a mais nobre das glândulas endócrinas femininas. Para entendermos as suas intricadas inter-relações e alterações funcionais é necessário um conhecimento mínimo de sua embriologia e fisiologia.

FORMAÇÃO E DIFERENCIAÇÃO DO OVÁRIO

Até a quinta semana de seu desenvolvimento intra-uterino, o embrião permanece fenotipicamente indiferenciado. O que irá comandar sua diferenciação no sentido masculino ou feminino é a presença ou ausência de um cromossomo Y. Sua presença fará com que as células germinativas, ao penetrarem a gônada indiferenciada, se dirijam para a região medular, dando início à diferenciação do testículo. A ausência do cromossomo Y fará com que as células germinativas permaneçam na região cortical, orientando a diferenciação em ovário. Até então, a gônada indiferenciada é bipotente, possuindo uma região cortical e uma medular, constituídas por células germinativas, células epiteliais (que darão origem às células da granulosa do ovário ou de Sertoli no testículo), pelo mesênquima embrionário (do qual se originam as células da teca ou de Leydig) e o sistema de canais dos mesonefros.

Nas células germinativas reside toda a potencialidade reprodutiva da mulher. De uma origem extragonadal – são identificadas inicialmente no endoderma primitivo do saco vitelino, em torno da quarta semana de vida intra-uterina – migram, por meio de movimentos amebóides, para a crista genital da cavidade celômica, dando início à sua diferenciação. São indispensáveis à organização gonadal, pois sem elas não se diferenciam os testículos ou ovários. Se elas se perderem no meio do caminho até a gônada primitiva, não haverá o desenvolvimento gonadal (agenesia gonadal), permanecendo apenas um cordão fibroso (gônadas em estria).

O epitélio celômico, mais tarde denominado epitélio germinativo – uma denominação equivocada, pois as células germinativas não se originam dele –, condensa-se na região medial do mesonefros. À medida que as células epiteliais proliferam, elas invadem o mesênquima subjacente, produzindo uma proeminência conhecida como crista genital ou gonadal.

As células epiteliais que recobrem os corpos mesonéfricos darão origem, respectivamente, às células de Sertoli do testículo e da granulosa dos folículos ovarianos. As células do mesênquima subjacente formarão a medula da gônada primitiva, da qual se diferenciam o sistema tubular testicular e as células intersticiais de Leydig do embrião masculino, ou o estroma ovariano, de onde se originam as células da teca dos folículos.

Tendo a mesma origem embriológica, ou seja, o mesênquima gonadal, não seria estranho as células do estroma ovariano e as células intersticiais do testículo compartilharem as mesmas potencialidades na síntese dos esteróides.[6] O conhecimento deste fato fisiológico é absolutamente fundamental para os que pretendem interpretar os mecanismos envolvidos na gênese e sintomatologia do ovário policístico.

A diferenciação do ovário inicia-se aproximadamente duas semanas mais tarde do que a testicular. A presença de dois heterocromossomos × íntegros e funcionalmente ativos é necessária para um desenvolvimento ovariano normal. A ausência ou perda de um fragmento de um dos cromosso-

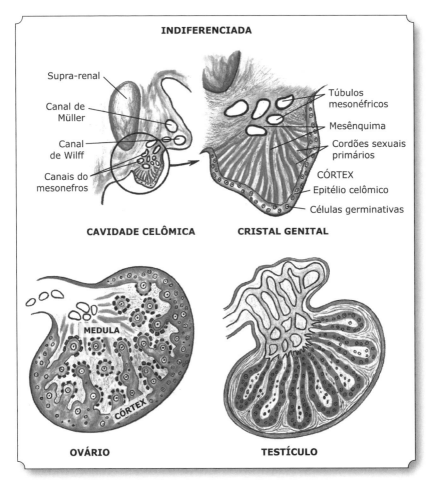

■ **Figura 4**
Diferenciação das gônadas.

mos X implicará a formação de um ovário rudimentar, quase que desprovido de oócitos. Quando as células germinativas não portadoras do cromossomo Y penetram a gônada, os cordões sexuais primários se fragmentam e envolvem os oócitos, formando os folículos primordiais. Estas células germinativas passam, então, por um processo ativo de multiplicação através de mitoses, atingindo um pico de aproximadamente 7 milhões de ovogônias por volta da 20ª semana de vida embrionária. Os elementos medulares da gônada primitiva regridem e condensam-se na região medular (Figura 4).

A partir da 20ª semana, o número de oócitos diminui drasticamente, por um processo de esfoliação através da superfície ovariana para a cavidade abdominal ou por uma maturação parcial seguida pela atresia folicular. Por ocasião do nascimento, a população folicular estará reduzida a cerca de um milhão e meio de folículos. Esta espoliação se prolonga até a puberdade, quando restarão 350.000 a 500.000 óvulos.

O OVÁRIO NA PUBERDADE

Por ocasião da puberdade, a remoção de um fator de restrição sobre o sistema nervoso central ainda não definido (referido por alguns como gonadostato) possibilita a completa reativação do gerador pulsátil do GnRH. À ultra-sonografia, os ovários aparecem repletos de folículos medindo entre 5 e 12 mm, com escasso estroma entre eles. À medida que a puberdade avança, a amplitude dos pulsos das gonadotrofinas e a produção dos hormônios esteróides aumentam, resultando no avanço da maturação folicular. Antes de ocorrer a primeira ovulação, a hipófise terá de desenvolver a habilidade de responder ao pico de estradiol circulante. Isto exige uma diminuição na sensibilidade do sistema de *feedback* negativo para o LH, possibilitando que os níveis de GnRH e LH se elevem em vez de caírem, em resposta aos níveis crescentes de estradiol. Assim, o estradiol exercerá sempre um *feedback* negativo sobre o FSH, mas condiciona uma ação bifásica em relação ao LH, ou seja, negativo em baixos níveis e positivo em níveis elevados. O desenvolvimento desta resposta positiva sinaliza a maturação do eixo córtex-hipotálamo-hipófise-ovário. Os ciclos ovulatórios regulares, contudo, podem levar anos para se estabelecer. No primeiro ano após a menarca, o comprimento dos ciclos é longo e variado. Dosagens seriadas de progesterona plasmática em adolescentes indicam que somente 15% dos ciclos são ovulatórios no primeiro ano pós-menarca, subindo para 41% no terceiro ano. Por volta do sexto ano pós-menarca, 25% dos ciclos ainda são anovulatórios. Aproximadamente um terço das mulheres entre 11 e 24 anos de idade permanecem anovulatórias cinco anos após a menarca. A anovulação na adolescência parece ser um fenômeno limitado na maioria dos casos, e nos nove-12 anos subseqüentes à menarca, cerca de 80% das mulheres terão ciclos ovulatórios regulares.[7]

Obesidade e resistência periférica à insulina encontram-se associadas com um prolongamento do período anovulatório na adolescência. Essas meninas também mostram freqüentemente os ovários aumentados ao ultra-som, hiperandrogenismo ovariano e LH sérico elevado. Em algumas adolescentes, essas anormalidades endócrinas desaparecem espontaneamente, em outras persistem, tornando os ovários de aspecto policístico.

Os dados mencionados nos levam a uma conclusão óbvia: se os ovários se encontram em constante atividade desde a vida embrionária, exibindo uma maturação parcial de folículos seguida de atresia, em um determinado momento tomado aleatoriamente, eles mostrarão invariavelmente dezenas de folículos em estágios iniciais de desenvolvimento e outros tantos em regressão. Na puberdade, enquanto não ocorrer a ovulação, eles terão um aspecto policístico à ultrasonografia. Não há nem necessidade de sua comprovação, bastam esses conhecimentos básicos da fisiologia e a história menstrual da paciente. Se a anovulação persistir por mais tempo, eles manterão o mesmo aspecto, um pouco aumentados de tamanho, na dependência do tempo em que permanecerão em anovulação e dos níveis de LH atuando sobre o estroma. Daí, a equação anovulação crônica = ovários policísticos, e vice-versa. Acrescente-se o fato de que as células da teca interna, provenientes do estroma ovariano, possuem apenas receptores para o LH, que, por sua vez, encontra-se aumentado na maioria dessas pacientes. A elevação do LH, que por si só já aumentaria a produção de testosterona e androstenediona pelo estroma ovariano, seria coadjuvada pela hiperinsulinemia, potencializando ainda mais a produção destes androgênios. Qual o resultado inevitável desta situação? Anovulação crônica, infertilidade, ovários policísticos e bilateralmente aumentados, hiperplasia do estroma (hipertecose), hiperandrogenismo, freqüente obesidade, com eventual surgimento de *acanthosis nigricans*. Este é o quadro que alguns autores ainda referem como "síndrome dos ovários policísticos". É muito importante enfatizar que os ovários nesses casos encontram-se absolutamente normais, tanto anatômica como funcionalmente. Eles estão simplesmente respondendo aos estímulos externos e internos que atuam sobre os mesmos, naquele momento. Qualquer patologia ou interferência em qualquer nível do eixo córtex-hipotálamo-hipófise-ovário poderá resultar em anovulação crônica e conseqüente formação de ovários policísticos. A resistência periférica à insulina, embora freqüente nesses casos, é apenas uma delas.

ESTEROIDOGÊNESE OVARIANA

Do ponto de vista funcional, o ovário pode ser dividido em três compartimentos distintos: (1) o folicular, cujo principal produto de secreção é o estrogênio; (2) o corpo lúteo, cujo principal produto é a progesterona; e (3) o estroma, onde são produzidos os androgênios.

A atividade secretora do estroma ovariano durante os ciclos ovulatórios normais é desprovida de significância clínica perceptível, pela predominância das ações estrogênicas na fase folicular e da associação estrogênio + progesterona na fase luteínica. É, contudo, nos distúrbios anovulatórios (ovários policísticos), onde a maturação folicular é perturbada, e no ovário pós-menopausa, que o estroma ovariano assume importância como fonte de esteróides capazes de provocar manifestações clínicas androgênicas detectáveis.[8]

O estroma ovariano tem sido objeto de investigação desde 1941, quando, pela primeira vez, Smith relatou a ocorrência da chamada "hiperplasia do estroma cortical ovariano".[9] A partir de então, ele deixou de ser um simples tecido conjuntivo de sustentação dos elementos nobres do ovário (folículo e corpo amarelo) para compartilhar com os mesmos em suas atividades esteroidogênicas. Trata-se, pois, de tecido especializado complexo, produtor de androgênios, que serão utilizados como tal, ou servirão como substratos para eventual conversão em estrogênios nas células da granulosa ou nos tecidos periféricos, mediante a ação das aromatases.

Quase todas as células do organismo são capazes de sintetizar o colesterol via acetato → acetil coenzima-A → ácido mevalônico → esqualeno → lanosterol e, finalmente, colesterol. Porém, somente determinadas células são capazes de reduzir a cadeia lateral do colesterol, produzindo os esteróides pertencentes aos grupos do pregnano, androstano e estrano. Estas células se encontram nas glândulas supra-renais, gônadas e placenta. Embora as células destes órgãos sejam capazes de sintetizar o colesterol *in situ*, via acetato, elas utilizam preferentemente o colesterol que lhes chega por via sanguínea, através do LDL-colesterol. Vale lembrar que o uso de uma estatina, por sua ação redutora do LDL-colesterol plasmático e intracelular, poderá interferir na esteroidogênese ovariana, diminuindo a produção dos seus esteróides.

Recentemente, foi demonstrada uma nova via de biossíntese de esteróides, a partir do colesterol, nos oligodendrócitos, e as substâncias assim produzidas foram denominadas neuroesteróides.

Elas se acumulam no SNC, independentemente do suprimento pelas glândulas endócrinas periféricas. Graças a esta fonte, as concentrações de pregnenolona e dehidroepiandrosterona presentes no cérebro são superiores aos seus níveis plasmáticos. A DHEA cerebral não é afetada pela estimulação do ACTH ou pela inibição da dexametasona, e os dois esteróides persistem no cérebro mesmo após a castração e a adrenalectomia; contudo, o real significado, as implicações e as aplicações clínicas ainda são desconhecidos. Esses achados abriram um vasto e fascinante campo de investigação, a psiconeuroendocrinologia, que tem contribuído enormemente para a compreensão de inúmeras patologias, abrindo novas perspectivas terapêuticas. (Maiores informações sobre bioesteroidogênese podem ser vistas no livro *Endocrinologia ginecológica*).[8]

Sendo o folículo e o corpo lúteo estruturas formadas por diferentes tipos de células, como células da teca, granulosa e teca-luteínicas, os cientistas procuraram identificar a origem celular dos diversos esteróides. O conceito de uma relação funcional entre as células da teca interna e as da granulosa do folículo na síntese dos estrogênios foi inicialmente introduzido por Falck, em 1959. Ryan e Petro, em 1966, demonstraram a existência de aromatases nas células da granulosa humana, obtidas de folículos secundários maiores. Armstrong e cols., em 1979, mostraram que as células da teca humana têm a capacidade de produzir testosterona *in vitro* e de responder à estimulação pelo LH e pelo HCG, com aumento da produção de androgênios, enquanto o FSH não provocava essa resposta. As células da teca possuem receptores somente para o LH ou o HCG.

As células da granulosa dos folículos imaturos possuem apenas receptores para o FSH; contudo, à medida que eles amadurecem e se transformam em folículos secundários, estas células gradualmente adquirem receptores para o LH e a capacidade de sintetizar o AMP cíclico em resposta à estimulação por esta gonadotrofina.

Colocando os achados experimentais em perspectivas fisiológicas, as células da granulosa podem levar a cabo a reação enzimática final na biossíntese dos estrogênios, ou seja, a aromatização, quando estimuladas pelo FSH, mas elas não podem sintetizar os substratos androgênicos para esta reação. Portanto, a síntese dos estrogênios pelo folículo ocorre por meio da cooperação dos dois tipos diferentes de células: as células da teca interna, sob estímulo do LH, produzem os substratos androgênicos, testosterona e androstenediona, que se difundem para a camada das células da granulosa, onde são aromatizadas em estrogênios sob a ação do FSH. Não havendo folículos com respectivas células da granulosa (como na menopausa), a produção hormonal ovariana ficará limitada apenas à produção androgênica do estroma (Figura 5).

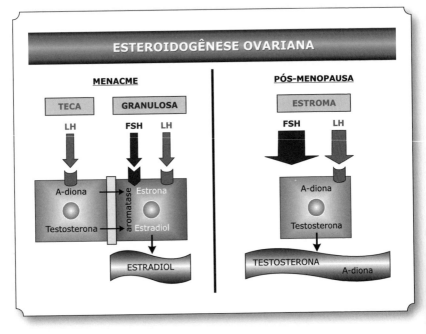

■ **Figura 5**
Esteroidogênese ovariana. Teoria das duas células de Falck.

CAPÍTULO

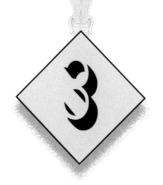

Ovários Policísticos Antes e Depois de Stein e Leventhal

*"Um dos grandes problemas do aprendizado médico é querer entender a fisiologia partindo da doença. Esta tendência é particularmente observada na chamada "síndrome dos ovários policísticos". O lógico e racional é procurar compreender a patologia partindo dos conhecimentos da fisiologia. Com uma sólida base de fisiologia, a fisiopatologia e o quadro clínico serão naturalmente antecipados. É por falta desse raciocínio lógico que até hoje ecoa a expressão de Shearman "**o enigmático ovário policístico**", ao se referir ao quadro. Um quadro tão comum e tão cheio de controvérsias. Mas serão mesmo controvérsias ou muitos autores não estão sabendo discriminar, assimilar os recentes avanços e adequá-los ao quadro que é eminentemente funcional?"*

Lucas V. Machado

Em 1844, Chereaux descreveu a "doença esclerocística do ovário", chamando a atenção para cápsula espessada. Em 1876, Battey publicou um texto intitulado *Extirpação dos ovários funcionalmente ativos como remédio de doença incurável por outra maneira*. Esta cirurgia mutiladora foi muito difundida e praticada, recebendo o nome de "operação de Battey".

Alguns cirurgiões mais críticos se insurgiram contra um procedimento tão radical e, em 1895, Waldo reduziu a cirurgia, praticando somente a ressecção de uma parte de cada ovário. Samuel Pozzi, em seu *Traite de Gynecologie Clinique et Operatoire*, de 1896, faz menção de que Martin, Zweifel, Gusserow e Wiedow praticavam ressecção em cunha na doença esclerocística do ovário. Faure e Siredey, em 1928, descreveram o quadro da "degenerescência esclerocística dos ovários" e mencionaram que muitos cirurgiões já preconizavam ressecções parciais, entre os quais Walther, que em cerca de 26% dos casos obteve gestações após a cirurgia.

Coube, entretanto, a Stein e Leventhal, em 1935, o mérito da delimitação de um quadro clínico razoavelmente definido, com características histopatológicas dos ovários relativamente típicas, bem como a comprovação dos resultados favoráveis mediante uma conduta cirúrgica uniforme.

Este trabalho foi publicado no *American Journal of Obstetrics and Gynecology* e tornou-se um clássico da literatura especializada.[3]

Nele, os autores mencionam:

> O sangramento nestas pacientes é prontamente explicado pelo fato de que o aumento no número de folículos forrados por células da granulosa produz um excesso de secreção do hormônio estrogênico.

Em suas conclusões assinalam:

1. Ovários policísticos bilaterais são provavelmente o resultado de influências hormonais, e não o resultado de alterações inflamatórias.
2. O diagnóstico da patologia ovariana é grandemente facilitado pelo uso da pneumopelvigrafia.

3. O tratamento da amenorréia com hormônio estrogênico mostrou-se insatisfatório.
4. O tratamento cirúrgico, consistindo em ressecção em cunha da córtex cística dos ovários, foi um sucesso em restaurar completamente a função fisiológica. A menstruação, em todos os casos, tornou-se normal e permaneceu assim durante o período de observação. A gravidez ocorreu em duas pacientes.
5. Nós acreditamos que um acúmulo mecânico da córtex pelos cistos interfere com a progressão dos folículos de Graaf para a superfície do ovário. Este fator mecânico pode ser responsável pelos sintomas de amenorréia e esterilidade.

Alguns comentários pertinentes ao trabalho de Stein e Leventhal merecem ser pontuados.

Na época em que foi publicado, pouco se conhecia sobre a fisiologia reprodutiva e os complexos mecanismos envolvidos na regulação do eixo córtex-hipotálamo-hipófise-ovário (C-H-H-O). Sabia-se que a atividade ovariana era comandada pela hipófise, mediante uma ação gonadotrófica exercida, respectivamente, pelos Prolan A, responsável pelo desenvolvimento folicular, e Prolan B, responsável pela luteinização do folículo. A dosagem biológica da atividade estrogênica foi descrita por Allen e Doisy em 1923, e a descoberta da progesterona, por Allen e Corner, ocorreu em 1929. O isolamento do estradiol foi conseguido somente em 1936 por McCorquodale, Thayer e Doisy. Era natural, portanto, que na ausência dos modernos conhecimentos da regulação neuroendócrina do eixo C-H-H-O, Stein e Leventhal se fixassem nos aspectos histopatológicos dos ovários, onde altera-

OVÁRIOS POLICÍSTICOS – UMA VISÃO DIFERENCIADA

ções bem definidas achavam-se invariavelmente presentes, tais como: aumento bilateral, múltiplos cistos subcapsulares, ausência ou raridade de estigmas de ovulação, espessamento da túnica albugínea, luteinização da teca interna dos folículos e hiperplasia do estroma ovariano.

Diante desses achados, os autores tentaram explicar o desenvolvimento dos ovários policísticos, pelo espessamento da cápsula, que se apresentava como um fator de impedimento mecânico à livre ascensão dos folículos à superfície do ovário e sua subseqüente postura ovular. Nada mais lógico, então, do que atribuir a um problema do próprio ovário a origem do quadro.

Em minhas falas e textos sobre esta suposta síndrome, tentando descaracterizá-la como tal, dizia que havia descrito uma nova síndrome, a qual atribuí o nome de "síndrome do endométrio em proliferação persistente" ou, pomposamente, "Síndrome de Lucas Machado".[10] Ela era muito freqüente e caracterizava-se por irregularidade menstrual (oligo/amenorréia), infertilidade, hirsutismo e, freqüentemente, obesidade. Sua comprovação era feita pela biópsia do endométrio, mostrando um endométrio proliferado, hiperplásico ou, até mesmo, um adenocarcinoma. Seu tratamento poderia ser feito pela administração cíclica de um progestogênio, pelo uso da pílula anticoncepcional, pela indução da ovulação ou por um antiandrogênio, dependendo do objetivo da paciente. Evidentemente, tratava-se de uma "brincadeirinha", tentando mostrar o quadro típico das pacientes descritas por Stein e Leventhal, só que, em vez de focalizar os ovários, focalizei o endométrio.

Pois não é que, curiosamente, reforçando a citação de George Santayana: "Aqueles que ignoram a história estão fadados a repeti-la", em trabalho publicado exatamente no mesmo ano de 1935, Robinson[11] descreve o caminho inverso, ou seja, pacientes com hiperplasia de endométrio e irregularidades menstruais com alterações ovarianas semelhantes às descritas por Stein e Leventhal. Ou seja, a minha síndrome não passa de uma apropriação indébita do trabalho de Robinson.

Essa dicotomia endócrina dos ovários policísticos foi repetidamente citada por vários autores e por vários anos, até que a característica do estímulo estrogênico persistente do distúrbio foi ampliada para incluir o desenvolvimento da hiperplasia atípica e do adenocarcinoma do endométrio.

Ainda sobre o texto original de Stein e Leventhal, uma análise mais detalhada dos sete casos por eles apresentados sugere fortemente que um deles poderia ter sido identificado, à luz dos conhecimentos atuais, como um quadro de hiperplasia congênita da supra-renal em sua manifestação tardia ou adulta e outro, como um caso de resistência periférica à insulina. Vejamos: o caso número 3 menciona: "o exame revela uma jovem baixa e bem-proporcionada; mamas normais, pêlos pubianos masculinos, pequenos lábios crescidos e hipertrofia do clitóris". O caso número 6 destaca: "paciente de 33 anos. Crescimento de pêlos na face, nas costas, nos braços e nas pernas que tem progredido nos últimos 3 anos. Ganhou 15 libras no ano passado. Peso atual: 175 libras". Lembram-se do "diabetes da mulher barbada" descrito por Archard e Thiers em 1921?

O grande interesse despertado pelo trabalho de Stein e Leventhal fez com que surgissem milhares de publicações lançando novos enfoques, questionamentos, críticas e controvérsias acerca do "enigmático ovário policístico".

Em 1960, quando ainda acadêmico, foi-me enviado um caso de pseudo-hermafroditismo feminino por hiperplasia congênita da supra-renal. Sendo filho do professor de ginecologia e chefe da enfermaria da Santa Casa, tive o privilégio de dispor de todos os métodos propedêuticos disponíveis naquela época. Abusando da situação de "filho do chefe", cheguei a fazer uma laparotomia, que sabia ser totalmente desnecessária, para examinar histologicamente os ovários da paciente. Eles haviam se revelado policísticos pela pneumopelvigrafia. Do estudo deste caso resultou a minha primeira publicação científica.[12] No fim do artigo foi destacado:

> Chamamos particularmente a atenção para o exame histológico do ovário, que se enquadra perfeitamente no quadro do ovário micropolicístico de Stein-Leventhal. A este respeito, julgamos que muitos casos rotulados como síndrome de Stein-Leventhal não passam de uma hiperplasia supra-renal moderada e que o exame histológico dos ovários, nestes casos, não confirma o diagnóstico. Acrescente-se o fato de que em muitos casos de Stein-Leventhal terem sido achados os 17-KS ligeiramente elevados e nos quais o tratamento pela cortisona era seguido de cura. Para se fazer então um diagnóstico certo de síndrome de Stein-Leventhal, temos de excluir inicialmente a hiperplasia supra-renal. É pelo desconhecimento desta que alguns casos de Stein-Leventhal regridem com a cortisonoterapia, e outros não.

Naquele tempo eu acreditava que existia a síndrome de S-L, mas já admitia o que mais tarde veio a ser conhecido

OVÁRIOS POLICÍSTICOS ANTES E DEPOIS DE STEIN E LEVENTHAL

como forma adulta ou de manifestação tardia da hiperplasia supra-renal congênita.

Particularmente desafiador foi o trabalho de Greenblatt sobre a retirada de apenas um dos ovários, publicado em março de 1961 no *Maryland Medical Journal*: *"The polycystic ovary syndrome"*. Sobre esta experiência o autor declarou, por ocasião de um painel no III Simpósio Anual de Endocrinologia Ginecológica realizado na Universidade do Tennessee em 1978:[13]

Na época em que todos clamavam que o espessamento da cápsula era um empecilho para a ovulação, nós removemos um ovário, permitindo que a cápsula espessada permanecesse no outro ovário. O fato de a paciente começar a ovular e engravidar provou que a cápsula espessada não tinha nada a ver com a anovulação. Fizemos isso, como um exercício acadêmico, em seis pacientes; cinco ovularam e menstruaram regularmente. Pelo menos uma coisa é certa: as aderências entre a trompa contralateral e o ovário são evitadas. Vinte por cento das pacientes não conseguem conceber após a ressecção em cunha, devido a aderências peritubárias, apesar da restauração dos ciclos ovulatórios.

Este relato, feito por um dos gigantes da endocrinologia ginecológica mundial, derruba completamente o conceito do ovário policístico como uma síndrome bem definida. Mas, como dizia Einstein:

Triste mundo em que vivemos. É mais fácil quebrar um átomo do que um preconceito.

Estamos até hoje tentando descobrir a causa definitiva do ovário policístico.

CAPÍTULO

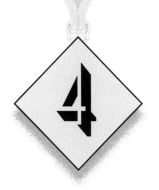

Ovários Policísticos: O que Aparece na Literatura

OVÁRIOS POLICÍSTICOS: O QUE APARECE NA LITERATURA

eforçando a idéia de que uma "síndrome dos ovários policísticos" como uma entidade nosológica é altamente questionável e que ovários policísticos nada mais representam do que a expressão morfológica da anovulação crônica, citaremos alguns trabalhos que assumem esta posição e outros, que, em vez de esclarecer, só contribuíram para confundir ainda mais a compreensão do quadro. Não é nosso objetivo fazer uma extensa revisão bibliográfica, mas, tão-somente, enfocar a questão sob uma ótica dirigida que permita levantar a questão em pauta.

A presença de ovários policísticos já foi relatada em praticamente todas as patologias nas quais, paralelamente, a anovulação achava-se presente. Podemos citar:

- Tumores funcionantes no ovário contralateral, como arrenoblastoma e tumor de células da granulosa.
- Tumores com estroma funcionante. Nestes casos, a neoplasia estimula mecanicamente as células do estroma subjacente a produzirem o seu esteróide específico, no caso, androgênios. Já foram descritos em cistadenomas e cistadenocarcinomas serosos e pseudomucinosos, tumores de Brenner, miomas, teratomas, disgerminomas, carcinoma endometrióide e tumores metastáticos do estômago, ceco e sigmóide.[6,14,15]
- Hermafroditismo verdadeiro (Figura 6).
- Adenomas e carcinomas da supra-renal.
- Síndrome de Cushing.
- Hiperplasia congênita da supra-renal na forma clássica (pseudo-hermafroditismo feminino) ou de manifestação tardia (Figura 7).

OVÁRIOS POLICÍSTICOS – UMA VISÃO DIFERENCIADA

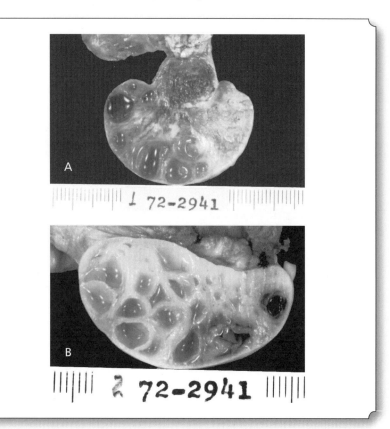

■ **Figura 6**
Ovários policísticos em paciente com ovotestis (**A**) e ovário contralateral (**B**). Os androgênios produzidos pela estrutura testicular interferiram na ciclicidade do eixo C-H-H-O, levando à formação policística na porção ovariana. (Caso do Prof. Mauri Piazza.)

- Síndromes hiperprolactinêmicas (prolactinoma e antigas síndromes de Forbes-Albright, Chiari-Frommel e Argonz Del Castillo).
- Adenomas eosinófilos da hipófise secretores de GH (responsáveis pelos quadros de acromegalia e gigantismo).

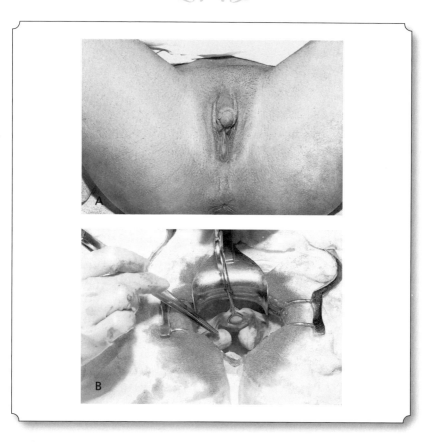

■ Figura 7
(A) Genitália externa de caso de hiperplasia supra-renal congênita. **(B)** Seu respectivo ovário policístico.

- Adenomas secretores de LH.
- Obesidade.
- Diabetes melito tipo II.
- Hipotireoidismo.
- Distúrbios hipotalâmicos.
- Epilepsia de lobo temporal.[16]

Nesta última situação, as pacientes mostram uma alta prevalência de disfunções reprodutivas, com uma ocorrência em torno de 20% de ovários policísticos. A relação entre epilepsia do lobo temporal e a resposta ovariana se deve a fatores anatômicos. O lobo temporal envolve a amígdala, que faz parte do sistema límbico e apresenta conexões neuronais extensas e diretas com os núcleos pré-óptico e ventromedial. As crises desencadeadas no lobo temporal interferem, via amígdala, com a liberação pulsatil do GnRH por esses núcleos.

Acontece que, nas patologias acima citadas, o aspecto morfológico dos ovários é fator secundário e irrelevante. Ninguém os procura, pois a atenção clínica estará voltada para os sinais e sintomas específicos dos diversos quadros clínicos, bem como para a propedêutica própria de cada um, não havendo, pois, indicação nem necessidade de se avaliar a morfologia ovariana. Mas, se procurarmos, certamente iremos encontrá-los! O conhecimento da freqüente associação dos ovários policísticos com esses quadros é da maior importância, pois, se não ficarmos atentos a esta possibilidade, as pacientes correrão um sério risco de terem seus ovários normais parcialmente ressecados ou cauterizados, o que, além de constituir uma grave mutilação, não resolverá o problema primário da paciente.

Por outro lado, poderemos induzir experimentalmente ovários policísticos por diversos meios. Por exemplo, fazendo com que uma paciente ganhe uma quantidade excessiva de peso, ou submetendo-a a uma atividade física intensa e por período prolongado, ou dando-lhe substâncias anabolizantes ou mesmo testosterona, como ocorre com os transexuais femininos.

Do mesmo modo, se administrarmos, de maneira prolongada, medicamentos tipo sulpirida, metoclopramida ou drogas psicoativas, elevaremos os níveis endógenos da prolactina, que irá alterar a pulsatilidade do GnRH, podendo provocar um bloqueio progressivo da função ovariana, levando à anovulação e, conseqüentemente, ao ovário policístico.

A metyrapone é uma substância utilizada como teste para medir a habilidade da hipófise em secretar o ACTH, em resposta à diminuição do cortisol sérico. É usada para avaliar a reserva de ACTH no diagnóstico diferencial da síndrome de Cushing. Se administrarmos a metyrapone a uma mulher fértil por tempo prolongado, ela irá provocar artificialmente um bloqueio da C-21 hidroxilase, reproduzindo um quadro semelhante à hiperplasia congênita da supra-renal, na sua forma mais comum. A resposta ovariana será a mesma verificada nesses quadros: tornar-se-ão policísticos, pois estarão apenas respondendo fisiologicamente aos estímulos androgênicos que atuam sobre os mesmos.

Experimentalmente, Witsch, em 1934, conseguiu produzir ovários policísticos em ratas ligadas em parabiose, em que um dos animais, castrado, e conseqüentemente produzindo maiores quantidades de gonadotrofinas, induzia a formação de ovários policísticos na outra rata hipofisectomizada[17] (Figura 8).

Mahesh, em seu laboratório de endocrinologia do Medical College da Geórgia, induziu experimentalmente em ratas a formação de ovários policísticos pela administração contínua de dehidroepiandrosterona, mostrando que um insulto androgênico em um animal com eixo C-H-H-O e

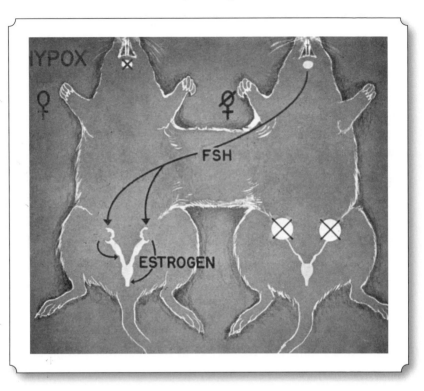

■ **Figura 8**
Ratos respectivamente castrado e hipofisectomizado ligados em parabiose. As gonadotrofinas do rato castrado produziram ovários policísticos no animal hipofisectomizado.

supra-renal normais pode causar um distúrbio no padrão das gonadotrofinas, uma esteroidogênese ovariana anormal e anovulação.[18]

Pelo exposto, existem inúmeras situações e circunstâncias que poderão interferir, direta ou indiretamente, no eixo C-H-H-O. Dependendo da intensidade dessa interferência, a paciente poderá ter a sua função ovulatória supri-

OVÁRIOS POLICÍSTICOS: O QUE APARECE NA LITERATURA

mida. Portanto, a anovulação em si poderá resultar de um simples distúrbio funcional temporário do eixo ou traduzir uma manifestação inicial de outras patologias, algumas graves, que podem colocar em risco a vida da paciente, como tumores cerebrais, hipofisários e ovarianos, adenoma e carcinoma da supra-renal, síndrome de Cushing e a síndrome metabólica.

Uma vez estabelecida a anovulação, qualquer que seja a causa, na presença de quantidades basais ou pouco aumentadas de LH, e de uma população folicular adequada, a resposta ovariana será invariavelmente a mesma: o ovário irá tornar-se policístico e passará a produzir maiores quantidades de androgênios, pois este é o selo da anovulação crônica.[19]

Como explicar essas alterações ovarianas? Sabemos que o perfil hormonal das pacientes anovuladoras crônicas mostra, quase sempre, o FSH pouco diminuído ou normal e o LH um pouco aumentado ou normal. Conseqüentemente, a relação LH/FSH poderá encontrar-se elevada, tipo 2:1 ou 3:1 (o que não tem a menor importância clínica nem é condição indispensável para se fazer o diagnóstico), a androstenediona, a testosterona e a estrona pouco elevadas e a SHBG baixa. Os baixos níveis de FSH farão com que haja um crescimento limitado de folículos primários, atingindo 2 a 10mm de diâmetro, que não chegarão ao estágio de folículo maduro. Estes folículos se acumularão abaixo da albugínia, dando ao ovário o aspecto policístico. Tais folículos permanecerão subcapsulares por certo tempo, até que entrem em atresia. À medida que estes folículos regridem, outros irão crescer parcialmente e substituir os que entraram em atresia, mantendo, assim, o aspecto policístico dos ovários. As células da teca destes folículos atrésicos serão reincorporadas ao estroma, de onde se originaram, e sob o estímulo tônico do LH, potencializado pela hiperinsulinemia freqüentemente associada ao quadro, continuarão secretando os esteróides que são próprios desse compartimento, ou seja, androstenediona e testosterona. Estes androgênios, por sua vez, exercerão efeitos intra-ovarianos, provocando o espessamento da albugínia e acelerando a atresia folicular. Exercerão, também, efeitos extra-ovarianos, como as manifestações clínicas de hiperandrogenismo, a diminuição da SHBG (permitindo maiores quantidades de androgênios e estrogênios livres), a conversão periférica dos androgênios em estrogênios que, por sua vez, irão interferir nos mecanismos de *feedback,* aumentando a sensibilidade e a resposta da hipófise ao GnRH, fazendo com que haja maiores quantidades de LH e inibindo, por *feedback* negativo, o FSH (potencializado pela inibina produzida pelos diversos folículos subcapsulares). Eis por que a relação LH/FSH freqüentemente está alterada. O FSH baixo não conseguirá promover o crescimento folicular aos estágios mais avançados, incapazes de produzir o pico pré-ovulatório de estradiol, perpetuando, assim, o estado anovulatório (*steady state*). Por outro lado, o estímulo crônico, e freqüentemente aumentado, do LH provocará uma hiperplasia do estroma ovariano, resultando no aumento de seu volume. O resultado morfológico final será ovário bilateralmente aumentado (o tamanho será proporcional ao tempo de duração do estado anovulatório e à quantidade do LH circulante), hipertecose, superfície lisa e brilhante, ausência de corpo lúteo e espessamento da cápsula (Figura 9). Portanto,

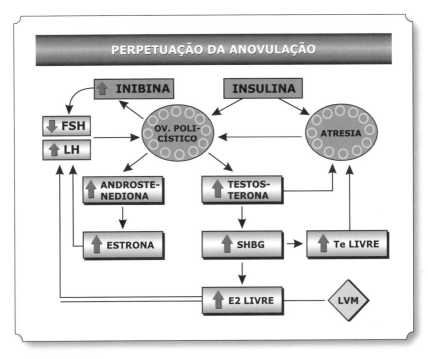

■ **Figura 9**
Ciclo vicioso externo e interno mantendo o *steady state* e a perpetuação da anovulação.

falar de anovulação crônica é falar de ovários policísticos, e vice-versa. Em outras palavras, ovários policísticos resultam de um estado anovulatório crônico, seja por alteração dos mecanismos de retrocontrole do eixo C-H-H-O, seja por qualquer distúrbio ou patologia que nele possa interferir. Para ser curto e objetivo: anovulação é fator desencadeante, ovário policístico é conseqüência.[19]

Esta visão não é recente. Entre muitos outros autores, Evans,[17] em 1968, escreveu:

Um importante desenvolvimento foi o reconhecimento clínico de categorias específicas de pacientes com anovulação associados com graus variados de anormalidades da função ovariana. Qualquer período prolongado de alteração das relações recíprocas normais pituitária-ovarianas pode resultar em hiperplasia folicular ovariana e anovulação com eventual desenvolvimento de ovários policísticos.

O artigo é acompanhado de várias ilustrações, dentre elas, duas aqui reproduzidas, que mostram um raciocínio bem contemporâneo, tanto da fisiopatologia como do tratamento (Figuras 10 e 11).

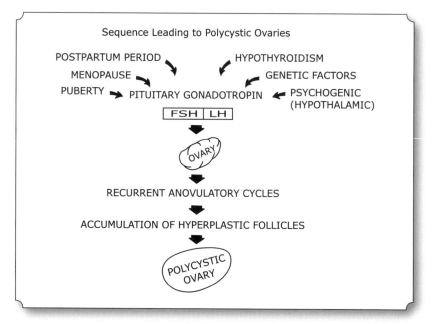

■ **Figura 10**
Múltiplos fatores levando a anovulação e hiperplasia folicular ovariana. (Retirada de Evans TN e Riley GM. *Int J Fertil* 1962; 7:131.)

**Sequence leading to Ovulation
Following Ovarian Wedge Resection**

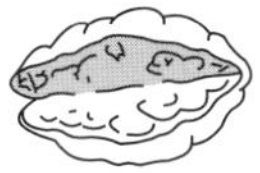

⬇

DECREASE IN ESTROGEN

⬇

INCREASE IN GONADOTROPIN

⬇

NEW FOLLICLES GROW WITHOUT OPPOSITION
OF ESTROGEN FROM EXCISED FOLLICLES

⬇

DOMINATION OF SINGLE GRAAFIAN FOLLICLES

⬇

RAPID INCREASE IN ESTROGEN
LH RELEASED

⬇

OVULATION & CICLIC OVARIAN FUNCTION

■ **Figura 11**
Alterações seqüenciais seguindo a ressecção em cunha dos ovários, segundo Evans.[17]

Mahesh, Phil e Greenblatt, nesse mesmo livro, reforçam:

É evidente, da discussão acima, que a sintomatologia clínica da Stein-Leventhal é vaga, e a associação dos chamados sintomas cardinais da síndrome pode existir em uma ampla variedade de distúrbios supra-renais e/ou ovarianos. Nos anos recentes, a questão tem sido repetidamente levantada: é a síndrome de Stein-Leventhal uma entidade?[20]

Redmond, em seu livro *Androgenic disorders*, acentua:

> O termo mais confuso atualmente em uso é doença policística ovariana (DPCO). O abuso deste rótulo diagnóstico tem impedido a compreensão dos distúrbios androgênicos. Doença policística ovariana é um termo anatômico e refere-se a uma anormalidade da estrutura dos ovários. Contudo, as pacientes que se apresentam com eles o fazem por causa de alterações fisiológicas.[21]

Rogerio Lobo questiona em seu texto *Androgen excess in women – The enigma of the hirsute female:*[22]

> O que é PCO? É uma doença? Como ele deve ser diagnosticado? Não há dúvidas de que a prevalência de PCO é muito alta e varia, dependendo de como ele é diagnosticado. A marca registrada do PCO (e as únicas facetas necessárias para o diagnóstico) são anovulação crônica e hiperandrogenemia.

Em outro artigo, Lobo critica as diversas denominações da suposta síndrome, o que dá bem uma idéia sobre as controvérsias que a cercam:

> *A disorder without identity. "HCA", "PCO", "PCOD", "PCOS", "SLS". What are we to call it?.*[23]

Com relação à ultra-sonografia, Yen menciona em seu livro:

> A alta incidência (25%) de ovários policísticos detectados ao ultra-som na população adulta complica o diagnóstico da forma clássica de SOPC.[24]

Em recente e volumoso livro,[25] onde se discutem os fundamentos moleculares, celulares e genéticos da medicina reprodutiva, Legro e Straus III reforçam:

> SOPC é provavelmente a mais comum, mas a menos compreendida endocrinopatia. Infelizmente, não existe consenso quanto à definição da SOP, o que confunde a seleção de indivíduos para estudos clínicos.

Com relação ao potencial clínico relevante desses estudos, concluem:

> Não existe atualmente nenhum teste genético ou marcador que seja de utilidade clínica no diagnóstico e manejo da SOP.

E o que diz Leon Speroff em seus textos?

- Porque há muitas causas de anovulação, há muitas causas de ovários policísticos.
- Em outras palavras, o ovário policístico é o resultado de um distúrbio funcional, não um defeito central ou local específico.
- Não perca de vista o fato de que o ovário policístico é um sinal, não uma doença.
- Insistir em um critério endócrino ou clínico para o diagnóstico de ovários policísticos resulta na inclusão de uma coleção de pacientes que representam um segmento focalizado, isolado do largo espectro clínico ao qual estas pacientes pertencem.
- Independente da natureza inicial do problema, o resultado clínico final da disfunção é previsível e facilmente diagnosticado e controlado.

Uma análise das sete edições do consagrado livro-texto de Speroff mostra que em nenhuma delas, no capítulo pertinente, ele se refere ao quadro como "síndrome", mas como anovulação e ovários policísticos. Prestem atenção! São dois termos claros, descritivos e objetivos: ausência de ovulação e aspecto morfológico dos ovários.

Em sua última edição ele reforça:

> É clinicamente muito mais útil evitar o uso de epônimos e mesmo o termo síndrome ou doença dos ovários policísticos. É melhor considerar este problema como uma anovulação persistente com um espectro de etiologias e manifestações clínicas que agora inclui a resistência insulínica e a hiperinsulinemia, bem como o hiperandrogenismo. Naturalmente, condições específicas devem ser perseguidas e excluídas, tais como hiperplasia de supra-renal, doença tireoidiana, síndrome de Cushing, hiperprolactinemia e tumores produtores de androgênios.

Que fique muito claro: quem achar que descobriu finalmente a causa definitiva da "síndrome dos ovários policísticos", estará descrevendo a sua síndrome particular e deverá guardá-la somente para si.

Mas, se podemos complicar, para que simplificar?

Ao lado de posições claras e racionais como as aqui citadas, encontramos outras tantas que provocam fogachos e curtos-circuitos neuronais.

Para quem não compreende as alterações morfológicas baseadas na fisiologia, a primazia diagnóstica ainda está voltada especificamente para a procura de um ovário poli-

OVÁRIOS POLICÍSTICOS: O QUE APARECE NA LITERATURA

cístico. Imaginem: na casa dos folículos – os ovários – o quê, quantos e de que tamanho deve ser considerado normal ou anormal? Daí, a busca obsessiva por critérios numéricos e milimétricos na ultra-sonografia para caracterizar o "verdadeiro" ovário policístico. Chegou-se à sofisticação de propor a dopplerfluxometria para um diagnóstico mais apurado. O resultado não poderia ser outro: chegamos ao refinamento de diagnosticar ovários policísticos em pacientes ovulatórias. Vejam, por exemplo, o trabalho de Hassan e Killick, publicado no *Fertility and Sterility* de 2003: *Asymptomatic polycystic ovaries not associated with infertility.*[26] A brilhante conclusão assinala:

> Mulheres assintomáticas com PCO têm um tempo médio para engravidar semelhante ao daquelas mulheres com ovários normais, e elas não são menos férteis do que as mulheres com ovários normais.

Qual o problema dessas mulheres sem problemas? Uma afirmação dessas, além de um insulto à inteligência do leitor, derruba todos os conhecimentos acumulados na área da fisiopatologia da reprodução. Substitui o raciocínio pela imagem, e é bom não esquecermos de que as aparências enganam.

CAPÍTULO

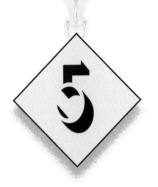

Como Diagnosticar "Síndrome dos Ovários Policísticos"

COMO DIAGNOSTICAR "SÍNDROME DOS OVÁRIOS POLICÍSTICOS"

Já se passaram 72 anos desde a publicação do trabalho de Stein e Leventhal, e até hoje não sabemos ainda como diagnosticar a "síndrome dos ovários policísticos".

Sempre que se discutem ovários policísticos, esbarra-se na sua conceituação como uma verdadeira síndrome. Em 1935 era aceitável considerá-la como tal. Havia uma explicação fisiopatológica (errada, é bem verdade) para justificar o aspecto policístico, qual seja, o espessamento da cápsula ovariana interpondo-se como um obstáculo à extrusão do óvulo. Havia inclusive uma comprovação histopatológica, na qual se descreviam alterações facilmente identificáveis. Finalmente, mostrava resultados favoráveis mediante uma conduta cirúrgica uniforme: a ressecção cuneiforme dos ovários.

Nos dias de hoje é inconcebível persistir com a denominação "síndrome dos ovários policísticos". Ela foi uma síndrome, na época de sua descrição. Atualmente, ela deve ser referida simplesmente como "anovulação crônica" ou, se preferirem, "anovulação crônica hiperandrogênica". Os nomes já dizem tudo. A Organização Mundial de Saúde (OMS), embora mantendo o termo "síndrome", classifica-a como disfunção ovulatória tipo 2 ou anovulação normoestrogênica/normogonadotrófica, também clara e objetiva. Percebam, sempre "**anovulação**". Devemos, portanto, considerar o quadro como uma anovulação crônica. Simples, não?

Se não considerarmos mais os ovários policísticos como uma síndrome, como iremos diagnosticar uma síndrome que não existe? A ocorrência freqüente de ovários policísticos é uma realidade; síndrome dos ovários policísticos, hoje, é uma falácia. Esta é a causa de tanta confusão. É impossível

OVÁRIOS POLICÍSTICOS – UMA VISÃO DIFERENCIADA

diagnosticar o que não existe. Mas os *experts* teimam em não abandonar as velhas idéias e procuram achar uma maneira acadêmica de defini-la. Só que até hoje não conseguiram chegar a um consenso. E tome consensos. Esta é uma palavra mágica que pretende nos fazer acreditar em algo que nem os próprios membros do consenso estão de pleno acordo. Considero-os como o resultado de uma meta-análise de opiniões emitidas por indivíduos que se situam ao longo de um espectro entre iluminados e oligofrênicos. Jamais será a expressão absoluta da realidade ou da verdade científica.

Vejamos os consensos mais valorizados e difundidos na literatura internacional, e que assumiram o *status* de diretrizes oficiais. De permeio, acrescentaremos observações e críticas pessoais.

No primeiro, emitido pelo National Institute of Health (NIH) em abril de 1990,[27] foram estabelecidos três critérios básicos:

- Anovulação crônica (irregularidade menstrual).
- Excesso clínico e/ou laboratorial de androgênios.
- Exclusão de outras etiologias.

Dignos de atenção foram alguns tópicos como:

- Resistência insulínica, hiperinsulinemia, relação LH/FSH aumentada e imagem ultra-sonográfica de microcistos não são imprescindíveis para o diagnóstico.
- Houve um baixo grau de concordância entre os debatedores. Nenhum critério foi considerado por mais de 64% dos 58 participantes. Tal observação reforça a minha vi-

COMO DIAGNOSTICAR "SÍNDROME DOS OVÁRIOS POLICÍSTICOS"

são sobre "consensos". Imaginem: se nem os *experts* se entendem, o que dirá os pouco afeitos ao problema!

Este consenso, entretanto, representou um grande passo rumo a uma melhor compreensão do quadro. Ao relacionar o excesso clínico e/ou laboratorial de androgênios, já está dispensando a obrigatoriedade da dosagem dos mesmos, bastando a presença do hirsutismo, ou outros sinais de hiperandrogenismo, pois eles representam, por si, uma dosagem biológica das maiores sensibilidade e especificidade.

Ao mencionar que a imagem ultra-sonográfica de microcistos não é imprescindível para o diagnóstico, está também dispensando a ultra-sonografia.

Permitam-me, a esta altura, transcrever um trecho de artigo publicado em *Femina* em 1986:[1]

Se compreendermos a fisiopatologia da anovulação, torna-se irrelevante diagnosticar o ovário policístico, pois ele representa apenas a conseqüência morfológica do quadro anovulatório. Sua comprovação por laparoscopia, ultra-sonografia ou ginecografia nada esclarece, e representa riscos e despesas inúteis para se comprovar o óbvio. O mesmo pode ser dito para as dosagens do LH e de androgênios. Fundamental será identificar a causa precisa da anovulação. Atrevo-me a afirmar que o diagnóstico de ovários policísticos não deveria nem ser feito, pois poderia induzir o ginecologista a praticar a ressecção cuneiforme ou, o que é pior, praticar a cirurgia e ignorar um adenoma hipofisário, ou da supra-renal, ou uma síndrome de Cushing.

Esta afirmação já havia sido exposta em trabalho anterior, de 1979,[19] o que motivou, inclusive, um inquérito promovido pela revista.[28]

OVÁRIOS POLICÍSTICOS – UMA VISÃO DIFERENCIADA

Curioso não? Parece que o consenso está repetindo o que foi escrito e publicado 27 anos atrás. De qualquer forma, Legro encerra seu artigo sobre os critérios diagnósticos da SOP com a seguinte frase:

> Assim, parece estar emergindo um consenso, não somente dos *experts*, mas das trincheiras da pesquisa clínica, em direção à anovulação crônica hiperandrogênica inexplicável como um critério diagnóstico na SOP.[29]

As coisas pareciam estar caminhando para, finalmente, deixarmos os ovários em paz, quando o mesmo grupo do NIH publicou, em 2004, um novo "consenso", conhecido como "o consenso de Roterdã".[30] Ele reafirma que a SOP é uma síndrome de disfunção ovariana junto com os aspectos cardinais de hiperandrogenismo e morfologia policística do ovário (mais uma vez atribuindo ao ovário a causa, e não a conseqüência).

Foram ratificados os três critérios mencionados no consenso de 1990, porém, acrescido de um quarto, referente à presença obrigatória de ovários policísticos, comprovados pela ultra-sonografia. Textualmente assinalam:

> Participantes do *workshop* sentem que o ovário policístico deve agora ser considerado um possível critério para a SOP.

Vejam bem, "sentem", "deve agora" e "possível critério".

Surpreendente, patético e inusitado. Isto significa que antes de 2003 havia síndrome dos ovários policísticos sem a presença de ovários policísticos. Vejam como um raciocínio primário, desprovido de uma visão apoiada na fisiologia reprodutiva, gera mais confusão do que esclarecimento. É o mesmo que dizer:

A presença de um pênis rígido deve agora ser considerada um possível critério para o diagnóstico da ereção. Mas, por via das dúvidas, é aconselhável pedir uma dopplerfluxometria para sua confirmação. Pode ser que o paciente esteja de cabeça para baixo.

São afirmações deste tipo que dão margem a aberrações como o trabalho mencionado de Hassan.[26]

Com referência às dosagens de LH e dos androgênios, o grupo de Roterdã assinala:

---

1. Baseado nos dados citados, o consenso sente que a medida dos níveis do LH sérico não deve ser considerada necessária para o diagnóstico clínico da SOP.
2. A maioria dos participantes sente que o indicador clínico primário do excesso de androgênios é a presença do hirsutismo.
3. As limitações em definir excesso de androgênios pelos níveis circulantes são, em parte, devidas à inacurácia e à inabilidade dos métodos de laboratório. Dosar somente a testosterona total pode não ser um marcador sensível do excesso de androgênios. Uma pequena fração de pacientes com SOP pode ter elevações isoladas de DHEA-S. Alguns acham que a medida da testosterona total e da DHEA-S tem algum valor na detecção de um tumor secretor de androgênios; contudo, dados mais recentes sugerem que o melhor preditor destas neoplasias é a apresentação clínica.

OVÁRIOS POLICÍSTICOS – UMA VISÃO DIFERENCIADA

Não é esta uma afirmação *déjà-vu*? De qualquer forma, dispensar a dosagem dos androgênios ovarianos e supra-renais na maioria dos casos já é um ousado avanço. Se lembrarem das dosagens que já foram solicitadas na clínica, com quase toda a certeza vocês devem ter encontrado valores dentro dos limites normais ou ligeiramente aumentados. Se os resultados são sempre os mesmos, para que continuar pedindo-os? Reservem essas dosagens para os casos absolutamente excepcionais de virilização acentuada com os quais porventura venham a deparar-se, o que, por si só, já nos sugere fortemente tratar-se de um tumor virilizante do ovário ou da supra-renal. Nesses casos, as dosagens irão apontar o órgão sede do tumor. Contudo, o mais provável é vocês passarem a vida inteira sem encontrar um desses tumores.

O curioso é que no primeiro consenso a ultra-sonografia foi dispensada, e no consenso de Roterdã ela voltou como algo imprescindível. Certamente, falta conhecimento básico, ou existem interesses econômicos e comerciais por trás desta posição.

Para completar, acaba de sair do forno o mais recente critério, publicado em agosto de 2006 no *Journal of Clinical Endocrinology and Metabolism*, pela inusitada Task Force on the Phenotype of the Policistic Ovary Syndrome of the Androgen Excess Society, sob o título *Position statement: Criteria for defining polycystic ovary syndrome as a predominantly hyperandrogenic syndrome: an Androgen Excess Society Guideline*.[31]

Mais uma sociedade esdrúxula. Lembra-me a SOBRAMULEP (Sociedade Brasileira das Mulheres com Episiotomia), uma inteligente e bem-humorada crítica do saudoso Jean Claude Nahoun, criador e redator chefe de *Femina* e um dos maiores

COMO DIAGNOSTICAR "SÍNDROME DOS OVÁRIOS POLICÍSTICOS"

responsáveis pelo grande sucesso alcançado pela FEBRASGO, referindo-se à criação de novas sociedades médicas.

Foi solicitado à tal Força-Tarefa rever todos os dados disponíveis na literatura, e recomendada uma definição baseada em evidências para a síndrome, já em uso ou não, para guiar o diagnóstico clínico e pesquisas futuras.

Para não perder tempo com um festival de repetições e obviedades, transcrevo apenas as conclusões:

Baseado nos dados disponíveis, a visão da Androgen Excess Society Task Force sobre o fenótipo da SOP é a de que devem ser aceitos os critérios do National Institute of Health com algumas modificações, levando em consideração as preocupações expressadas nos *Proceedings* da conferência de 2003 de Roterdã. A principal conclusão é que a SOP deve ser primariamente considerada uma desordem do excesso de androgênio ou hiperandrogenismo, apesar de uma minoria considerar a possibilidade de que possa haver formas de SOP sem uma evidência clara de hiperandrogenismo, mas reconhecendo que mais dados são necessários antes de validar esta suposição. Finalmente, a Força-Tarefa reconheceu e espera plenamente que a definição desta síndrome evolua ao longo do tempo, para incorporar novos achados das pesquisas.

Quer dizer: a definição ainda não está definida.

Quanta "sabedoria" e quantas "novidades"! Nunca a definição da Medicina Baseada em Evidência de O'Donnel, em seu *Sceptic's Medical Dictionary,* coube tão bem como no enunciado da Task Force Position Paper: a perpetuação dos erros dos outros ao invés dos seus próprios.

O termo *steady state* é mais bem aplicado para estes consensos do que na anovulação crônica.

Rittmaster,[32] um estudioso do metabolismo dos andrógenios, questionava:

> Será importante saber a contribuição relativa dos ovários e supra-renais numa mulher hiperandrogênica? Geralmente não. Se um antiandrogênio está sendo usado como uma terapia médica e o nível de testosterona é normal ou próximo do normal, não importa qual órgão é primariamente responsável pela secreção do androgênio.

Mais adiante ele interroga:

> Qual, então, é a utilidade clínica da mensuração dos compostos androgênicos? Mesmo que eles sejam marcadores do hirsutismo, eles apenas confirmariam o que é óbvio no exame clínico: se uma mulher é hirsuta com um padrão androgênio-dependente, o hirsutismo então é androgênio-dependente.

Ainda Rittmaster:

> No momento, a medida dos androgênios tem pouca valia na avaliação de rotina da mulher hiperandrogênica.

Lógico, coerente e sensato, não?

Quer dizer, estamos no mínimo há 70 anos pedalando sem sair do lugar, repetindo e reforçando as palavras de Shearmann: o enigmático ovário policístico.

COMO DIAGNOSTICAR "SÍNDROME DOS OVÁRIOS POLICÍSTICOS"

Não existe um critério para definir objetivamente a síndrome dos ovários policísticos. Pudera, é absolutamente impossível definir uma síndrome que não existe. Não adianta aguardar novas pesquisas ou novos consensos, pois cairemos no mesmo lugar. As novas pesquisas apontarão apenas novos achados que eventualmente poderiam interferir na fisiologia do eixo C-H-H-O, levando a uma disfunção anovulatória e, conseqüentemente, aos ovários policísticos. Ou seja, mais uma causa que se acrescentaria às inúmeras já descritas.

Como exemplo citemos apenas dois trabalhos já publicados: "Diminuição da atividade do citocromo P450c17alfa e testosterona plasmática livre após redução da secreção de insulina na síndrome do ovário policístico"[33] e "Níveis circulantes de beta-endorfina imunorreativa na síndrome dos ovários policísticos".[34] E daí? Simplesmente mais um provável elemento que pode contribuir para desencadear ou perpetuar a anovulação.

Se fizermos um pequeno esforço acadêmico, poderemos atribuir a uma das isoformas do polimorfismo da proteína G (o tipo TT, responsável por um metabolismo econômico) uma das possíveis causas de anovulação, na medida em que os portadores deste genótipo têm uma tendência à obesidade. Da mesma maneira, alterações do neuropeptídeo Y, um potente estimulador do apetite, provocam aumento da insulina e do cortisol, o que favorece o ganho de peso. Também a Ghrelina, um hormônio complexo, secretado na porção alta do estômago, quando administrada a roedores, aumenta a ingesta de alimentos e causa obesidade. Alterações em qualquer desses fatores poderiam provocar as mesmas respostas ovarianas, culminando com a anovulação e a formação dos ovários policísticos.

Pelo visto, os critérios diagnósticos sugeridos não levaram a lugar nenhum, permanecendo a síndrome uma entidade nebulosa. É evidente que devemos analisar os ovários policísticos sob uma nova ótica, senão eles continuarão eternamente enigmáticos.

CAPÍTULO

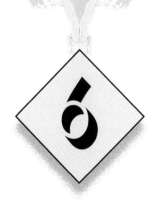

Ovários Policísticos: Uma Visão Diferenciada

OVÁRIOS POLICÍSTICOS: UMA VISÃO DIFERENCIADA

A OMS define a SOP como uma anovulação normoestrogênica/normogonadotrófica. Basta. A definição não inclui a imagem ovariana, nem o hiperandrogenismo. Ele está implícito. Faz parte do quadro anovulatório.

Partamos de dois fatos fisiológicos fartamente comprovados pelas investigações científicas:

1. Ovário com uma população folicular normal, sob estímulo crônico de LH e FSH e que não ovula, obrigatoriamente será policístico.
2. O estroma do ovário policístico, cronicamente estimulado pelo LH, potencializado, ou não, pela hiperinsulinemia, obrigatoriamente produzirá quantidades mais elevadas de testosterona e androstenediona.

Em outras palavras, sempre que uma pessoa, em seu período reprodutivo, deixar de ovular, seus ovários automaticamente tornar-se-ão policísticos e passarão a produzir maiores quantidades de androgênios.

Quanto ao primeiro item, lembremos que o ovário nunca se encontra em completo repouso. Desde a 20ª semana de vida intra-uterina até a menopausa, em um dado momento, haverá sempre dezenas de folículos em desenvolvimento parcial e outros tantos em regressão. Este fenômeno obedece a um determinismo inerente ao próprio folículo e é induzido pela presença do oócito. Tal processo reduzirá o número de folículos de 7 milhões para cerca de 450 mil, por ocasião do início da puberdade, época em que o órgão se torna funcionalmente ativo e regido pela ação das gonadotrofinas.

OVÁRIOS POLICÍSTICOS – UMA VISÃO DIFERENCIADA

Uma vez estabelecido um quadro de anovulação crônica, qualquer que seja a causa, pela falta de um estímulo adequado de FSH, não ocorrerá a diferenciação do folículo dominante nem, conseqüentemente, a produção do pico pré-ovulatório de estradiol. Sem esse pico estrogênico não haverá a virada do *feedback* negativo para positivo em relação ao LH, o que irá impedir que ocorra o pico de LH, responsável pelo ato físico da ovulação e subseqüente formação do corpo lúteo. Inevitavelmente, os folículos parcialmente desenvolvidos se acumularão abaixo da albugínea, dando ao ovário o aspecto policístico.

É óbvio que no início do quadro clínico, ao se estabelecerem os primeiros ciclos anovulatórios, os ovários se encontrarão de tamanho normal, porém certamente policísticos. Com o correr do tempo e da quantidade de LH ofertada aos ovários, eles naturalmente aumentarão de volume, à custa da hiperplasia do estroma (as células do estroma possuem receptores somente para o LH) e dos diversos folículos acumulados abaixo da cápsula. Portanto, o volume ovariano não é um dado importante a ser avaliado. Ovários policísticos aumentados de volume significam apenas um período de anovulação crônica de longa duração. Da mesma forma, o número e o diâmetro dos folículos também são irrelevantes. Na presença de baixos níveis de FSH, conseqüentes ao *feedback* negativo cronicamente exercido pelos estrogênios, não haverá a seleção do folículo ovulatório (dominante), permanecendo, portanto, somente folículos de 2 a 10mm de diâmetro.

Que dúvida terrível terá o ultra-sonografista ao emitir um laudo de uma paciente anovuladora na qual foram contabilizados somente 10 folículos subcapsulares, em vez de 12 ou mais. Será ou não será SOP? Ficar atrelado a um determinado critério propedêutico para confirmar ou excluir uma hipótese diagnóstica é perigoso e criticável. Imaginem um laudo ultra-sonográfico de uma paciente em anovulação crônica excluir a possibilidade de ovários policísticos pelo fato de terem sido identificados apenas 10 folículos entre 2 e 9mm de diâmetro.

Um fato precisa ficar claramente estabelecido:

Não há possibilidade de ocorrerem ovários policísticos associados a ciclos ovulatórios, nem anovulação crônica sem ovários policísticos.

O que pode ocorrer é uma ovulação esporádica em paciente com ovários policísticos, ou erro de interpretação da imagem ultra-sonográfica em pacientes ovulatórias. Este último fato é o que leva muitos autores a relatarem ovários policísticos em mulheres férteis. Qual a contribuição efetiva do método senão confundir o diagnóstico? Ovários policísticos são uma "doença" ultra-sonográfica ou apenas a conseqüência de um distúrbio funcional? E o que dizer dos freqüentes laudos relatando a presença de ovário policístico unilateral? Como explicá-lo à luz da fisiopatologia? Provavelmente assim:

Senhoras gonadotrofinas, desculpem o transtorno. Estamos temporariamente em obras. Favor utilizar somente a artéria hipogástrica esquerda.

Não seria melhor, simplesmente, não pedir a ultra-sonografia?

Com relação ao segundo item, basta conhecer o papel fisiológico do estroma na esteroidogênese ovariana. A produção de androgênios deste compartimento encontra-se particularmente aumentada em duas situações: nos ciclos anovulatórios e no climatério. Não há como ignorar este fato. Mesmo que a causa primária da anovulação seja devida a um excesso de androgênios produzidos pela supra-renal, uma vez estabelecidos os ciclos anovulatórios, o estroma ovariano passará a secretá-los em maior quantidade, potencializando e contribuindo para manter o *steady state*.

Vamos tentar enxergar os ovários policísticos sob uma outra perspectiva:

VISÃO UNITÁRIA DA FISIOPATOLOGIA OVARIANA

Toda a fisiologia da reprodução está voltada para a liberação periódica de um óvulo, cuja finalidade é a perpetuação da espécie. Para que isto aconteça, é necessária uma função ovariana normal, em que a secreção dos esteróides sexuais e a ovulação ocorram de maneira regular, cíclica, pulsátil e finamente sincronizada. Estes eventos dependerão da presença de uma população folicular adequada, que obedecerá a estímulos específicos de outros centros que integram o chamado eixo córtex-hipotálamo-hipófise-ovário.

Este eixo, por sua vez, é modulado e sincronizado por delicados mecanismos de interação, que envolvem emoções;

neurotransmissores como dopamina, noradrenalina, serotonina, GABA, endorfinas e outros; fatores liberadores ou inibidores hipotalâmicos, como GnRH, TRH e PIF; hormônios hipofisários, como gonadotrofinas, prolactina, ACTH, GH e TSH; insulina, IGF-I e IGF-II; proteínas carreadoras tipo SHBG e IGFBP-I; hormônios tireoidianos; esteróides ovarianos e da supra-renal; enzimas específicas que atuam em cada passo da esteroidogênese ovariana e supra-renal; receptores hormonais; proteínas adaptadoras específicas de cada tecido, que atuarão como co-ativadoras ou co-repressoras nos "fatores de ativação de transcrição" (TAF-1 e TAF-2); prostaglandinas; relações intrácrinas, autócrinas e parácrinas mediadas por diversos fatores de crescimento e de transformação; activinas, inibinas e citocinas; além de uma adequada função hepática e de um peso corporal próximo do ideal, não muito magro, nem muito gordo.

Podemos imaginar o eixo C-H-H-O como se fosse um mecanismo de relógio. Uma alteração em qualquer um dos fatores acima listados poderia atuar como uma pedrinha que interromperia, em seus respectivos níveis, o delicado mecanismo pendular, provocando a sua paralisação (anovulação) (Figura 12).

Esta enorme lista de fatores que interferem, direta ou indiretamente, na função de eixo reprodutivo é certamente incompleta. Muitos não foram citados, e outros tantos não foram ainda identificados. À medida que as ciências básicas forem avançando, novos conhecimentos da fisiologia reprodutiva serão incorporados e novos mecanismos de atuação serão descritos. Conseqüentemente, novas causas de anovulação e (adivinhem?) de ovários policísticos surgirão. Por

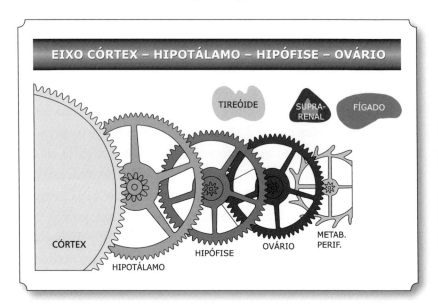

■ **Figura 12**
Mecanismo pendular semelhante à interação do eixo C-H-H-O.

exemplo, sabemos da estreita relação entre massa corpórea, tecido adiposo e anovulação. Fatores que regulam o apetite, o metabolismo e a distribuição das gorduras, como leptinas, polimorfismos da proteína G, Ghrelina e neuropeptídeo Y (NPY), atuam, via obesidade, para favorecer, desencadear ou perpetuar uma disfunção do eixo C-H-H-O, contribuindo certamente para um estado anovulatório. Uma alteração em qualquer desses fatores acima mencionados poderá resultar na função inadequada do eixo, com repercussões que podem levar a uma secreção inadequada dos esteróides e manifestações clínicas do tipo insuficiência lútea, anovulação crônica (ovários policísticos), distúrbios menstruais, amenorréia, hiperandrogenismo, hiperprolactinemia, obesidade e outras.

OVÁRIOS POLICÍSTICOS: UMA VISÃO DIFERENCIADA

Evidências recentes indicam que a história de vida dos indivíduos pode sofrer impactos devidos a eventos pré-natais. Esta possibilidade foi aventada por Barker e conhecida como a "hipótese de Barker". Nela, as mudanças na história de vida são previstas no nascimento. As respostas da unidade fetoplacentária aos estresses durante a gravidez resultam em disfunção vascular pós-natal que pode se manifestar desde a infância até o climatério.[35] Segundo Barker, o crescimento retardado durante a vida fetal e a infância é seguido por um ganho de peso acelerado na adolescência. Distúrbios que predispõem a doença coronariana, diabetes tipo 2 e hipertensão são precedidos por tipo semelhante de crescimento. Mecanismos subjacentes parecem incluir o desenvolvimento de resistência insulínica *in utero*, número reduzido de nefros, associados com baixo peso ao nascer e programação alterada da microarquitetura e função hepática.

Leon Speroff, em sua edição de 2005, menciona a *"Teenage Syndrome"*, destacando que durante a puberdade desenvolve-se *a* resistência insulínica, provavelmente devido ao aumento dos esteróides sexuais e hormônio do crescimento, resultando em aumento secundário da insulina e IGF-I. Esta síndrome é caracterizada por baixo peso ao nascer, hiperinsulinemia, perfil lipídico e lipoprotéico anormal, anovulação, hiperandrogenismo e ovários policísticos após a adrenarca.

É importante salientar que as funções específicas do ovário (ovulação e secreção) não são independentes ou autônomas. Ao contrário, são absolutamente integradas e coordenadas, pois para que ocorra a ovulação será necessária a secreção do estradiol pelo folículo dominante em um momento preciso, em quantidade e duração adequadas, que

OVÁRIOS POLICÍSTICOS – UMA VISÃO DIFERENCIADA

possibilitem, por meio dos mecanismos de *feedback*, a liberação do pico ovulatório do LH. É, portanto, o folículo dominante – mais precisamente, o estradiol por ele secretado – que irá reger a sincronização do ciclo reprodutivo. Da mesma forma, não ocorrendo a ovulação, não haverá uma secreção cíclica adequada de estradiol e, especificamente, não haverá produção de progesterona.

Esta visão unitária é extremamente útil, pois delimita e simplifica a compreensão da fisiopatologia endócrina da reprodução, que ficará resumida, em última análise, a duas situações básicas:

1. Secreção inadequada de esteróides, representada, em sua forma típica, pela insuficiência lútea.
2. Anovulação.

Se tomarmos, por exemplo, uma mulher com ciclos ovulatórios regulares e criarmos artificialmente uma elevação progressiva da prolactina, por meio da administração de sulpiride, ou a submetermos a uma atividade física intensa e prolongada, ou a um regime drástico de perda de peso, ou ainda administrarmos doses suprafisiológicas de androgênios, veremos que ela desenvolverá, progressivamente, um quadro de insuficiência lútea, evoluindo para anovulação, irregularidades menstruais e, finalmente, amenorréia.

Estes quadros representam as etapas evolutivas de um mesmo processo fisiopatológico: o bloqueio progressivo da função ovariana (Figura 13).

O quadro clínico, qualquer que seja a causa, será proporcional à intensidade do bloqueio e, com exceção da in-

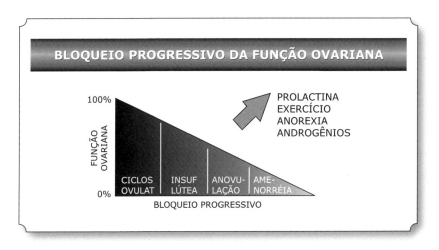

■ **Figura 13**
Bloqueio progressivo da função ovariana. A evolução é a mesma, independente da causa.

suficiência lútea, em que a ovulação está implícita, o denominador comum a todos é a anovulação crônica, que irá expressar-se, morfologicamente, pela presença de ovários policísticos.

A anovulação crônica, por sua vez, poderá apresentar-se clinicamente com várias roupagens, dependendo da ótica sob a qual é focalizada. Assim, poderá manifestar-se com o rótulo de anovulação, de oligomenorréia, de amenorréia, de hirsutismo ou hiperandrogenismo, de hemorragia uterina disfuncional, de síndrome (?) dos ovários policísticos, de hiperprolactinemia ou de infertilidade. Esta visão deve ficar bem clara, porque todos estes quadros, que são tratados em textos e congressos médicos como se fossem capítulos ou entidades nosológicas distintas, são, na realidade, enfoques diferentes de um mesmo fenômeno: a anovulação crônica. É exatamente essa diversidade de rótulos e capítulos que nos confunde, levando-nos à falsa impressão de que a fisiopatologia endócrina é extensa e complicada.

O que devemos ter sempre em mente diante de uma paciente que não ovula? Em primeiro lugar, o fato de que, se ela não ovula, estará sob o estímulo crônico principalmente da estrona, mas também do estradiol. Isto trará conseqüências a longo prazo, como hiperplasia do endométrio, hemorragia uterina disfuncional e, eventualmente, hiperplasia atípica ou adenocarcinoma do endométrio. Em segundo lugar, o fato da freqüente associação com uma resistência periférica à insulina. A hiperinsulinemia resultante contribuirá para uma maior produção de androgênios pelo estroma ovariano. Este estado hiperandrogênico favorecerá alterações metabólicas negativas no perfil lipídico, que se somará ao próprio risco cardiovascular do diabetes. Mas é bom ter em mente que a resistência à insulina e o diabetes ocorrem também em pacientes não obesas. Daí pensarmos sempre na possibilidade dessa associação e providenciarmos uma avaliação da glicose de jejum e, se necessário, duas horas após a ingestão de 75g de dextrosol. Mas, lembre-se, a hiperinsulinemia está para os ovários policísticos assim como a candidíase está para o diabetes, ou seja, a hiperinsulinemia não provoca necessariamente a anovulação (ovários policísticos) nem o diabetes provoca necessariamente a candidíase.

CAPÍTULO 7

Como Diagnosticar Ovários Policísticos

COMO DIAGNOSTICAR OVÁRIOS POLICÍSTICOS

Não diagnostiquem! O que vocês farão com eles? Cortar? Queimar? Puncionar? Tais intervenções significam uma inaceitável agressão a um órgão anatômica e funcionalmente sadio. Elas não irão corrigir um distúrbio da fisiologia nem uma patologia cuja etiologia encontra-se em outros sítios extra-ovarianos. Além da mutilação, irão destruir ou remover milhares de folículos, resultando, certamente, na antecipação da menopausa, e favorecer a formação de aderências. Deixem os ovários em paz! Se eles representam a expressão morfológica da anovulação crônica, o que se deve fazer é verificar se a paciente está ovulando ou não.

Identificar uma anovulação é muito simples. A história de irregularidades menstruais e o registro da temperatura basal são suficientes. O padrão menstrual é o espelho fiel da função ovariana. Se as menstruações estiverem regulares, os ovários provavelmente estarão funcionando adequadamente, e os ciclos provavelmente serão ovulatórios. Se as menstruações estiverem irregulares, os ovários estarão funcionando irregularmente e, muito provavelmente, em anovulação. O registro da temperatura basal confirmará ou afastará a anovulação.

A simples visão da paciente ao entrar no consultório nos pode alertar para esta possibilidade. Ela pode apresentar-se obesa ou magra demais, muito alta ou baixa demais. A presença de acne, oleosidade cutânea e hirsutismo é um sinal inequívoco de excesso de androgênios, mas a ausência deles não afasta o hiperandrogenismo. Fatores raciais, níveis aumentados da SHBG e atividade reduzida da 5α-redutase nas células da unidade pilossebácea podem restringir esses sinais. Não é fácil

OVÁRIOS POLICÍSTICOS – UMA VISÃO DIFERENCIADA

identificar um quadro de hiperandrogenismo em chinesas ou japonesas, pois elas apresentam geneticamente uma densidade de unidades pilossebáceas por milímetro quadrado de pele muito menor, se comparadas com outras raças. Nestas pacientes, níveis aumentados de androgênios plasmáticos coexistem com uma pele aparentemente normal.

Suspeitem de anovulação crônica toda vez que uma paciente jovem, com espinhas no rosto e discreto hirsutismo, entrar no consultório com uma pilha de exames ultra-sonográficos e outros tantos de dosagens hormonais. Se ela estiver acompanhada pela mãe com fisionomia preocupada, então, é quase certo. Podem antecipar e ir dizendo: "Já sei. Você tem ovários policísticos". Uma olhará assustada para a outra e provavelmente dirá: "Mas, como o senhor sabe? Já consultamos vários especialistas, e cada um propõe um tipo diferente de cirurgia e pedem mais exames. Estamos cada vez mais confusas e não sabemos mais o que fazer, ou em quem acreditar. Por isso viemos ouvir sua opinião." Mas, por educação, não deixem de olhar com suposta atenção todos os exames.

Se a paciente não estiver ovulando, vamos identificar sua origem. Existem inúmeras circunstâncias e patologias que se podem expressar através da anovulação crônica. Cabe ao clínico procurar, no limite da sua competência, a exata etiologia, pois somente assim será possível instituir um tratamento racional, elegante, preciso e coerente.

Se tivermos em mente a visão unitária da fisiopatologia ovariana e compreendermos o bloqueio progressivo da função ovariana, veremos que a anovulação representa a etapa que se segue à insuficiência lútea, e geralmente se expressa pela oligomenorréia ou amenorréia. Se a amenorréia é o

COMO DIAGNOSTICAR OVÁRIOS POLICÍSTICOS

quadro final desta falência, a propedêutica será, basicamente, a mesma propedêutica da amenorréia, pois as causas dos quadros intermediários serão as mesmas, variando somente na sua intensidade.

Pelos motivos mencionados em capítulos anteriores, na grande maioria das vezes não haverá necessidade de pedir dosagens de androgênios, pois a anovulação já implica automaticamente o aumento dos mesmos. A sua dosagem deverá estar restrita aos raros casos em que houver sinais evidentes de virilização. Nestes casos, as dosagens são imprescindíveis para identificar a origem ovariana ou supra-renal do provável tumor. Bastam, entretanto, a testosterona total, que é o marcador biológico da atividade androgênica do ovário, e o DHEA-S, que é o marcador biológico da atividade androgênica da supra-renal.

Nos casos de hiperplasia congênita da supra-renal, a dosagem da 17-hidroxiprogesterona, quando elevada, informará que o bloqueio na síntese do cortisol ocorre por deficiência da C-21-hidroxilase, a enzima que catalisa a sua transformação em 11-desóxi-hidrocortisona e responsável pela grande maioria dos casos de pseudo-hermafroditismo feminino. A 17-OH-progesterona acumulada será então metabolizada em pregnanetriol e nos androgênios androsterona e etiocolanolona.

Dosar androstenediona? Nem pensar! Ela é produzida em partes iguais pelo ovário e pela supra-renal. O que ela irá acrescentar no esclarecimento do caso?

Dosar estrogênios, FSH e LH também não trará dados importantes, nem influenciará a conduta. O conhecimento da fisiopatologia já nos antecipa o resultado.

OVÁRIOS POLICÍSTICOS – UMA VISÃO DIFERENCIADA

E o que dizer da dosagem da progesterona nos casos suspeitos de anovulação crônica? É perigosa, pois tanto pode ajudar como confundir. Sua elevação confirmará a ovulação, mas, por exemplo, se a paciente apresentar ciclos ovulatórios regulares, com intervalos de 45 dias (oligomenorréia), uma dosagem feita entre o 16º e 28º dia do ciclo não detectará a elevação da mesma, pois a ovulação ocorre mais ou menos 14 dias antes da menstruação, resultando em um falso diagnóstico de ciclo anovulatório. Melhor não pedir.

O QUE FAZER ENTÃO?

Seguir a seqüência do diagnóstico etiológico das amenorréias, começando pela dosagem de prolactina, TSH e T4 livre (Figura 14). Cerca de um terço das mulheres amenorréicas apresenta prolactina elevada. Daí a importância de se solicitar sua dosagem no início da investigação. Se estiver aumentada, nossa atenção será dirigida para o diagnóstico e tratamento de um eventual prolactinoma. TSH e T4 livre serão solicitados na suspeita de um hipotireoidismo, mesmo que discreto.

A seguir, o teste do progestogênio: um teste antigo e geralmente pouco valorizado, mas rico em informações valiosas. Caso a menstruação ocorra, podemos concluir seguramente que: a paciente não está grávida; não há uma obstrução do trato genital inferior; o endométrio foi estimulado por níveis adequados de estrogênios; se os ovários produziram estrogênios, é porque houve um estímulo adequado de FSH e LH pela hipófise que, por sua vez, foi adequadamente estimulada pelo GnRH hipotalâmico, ou seja, todo o eixo hi-

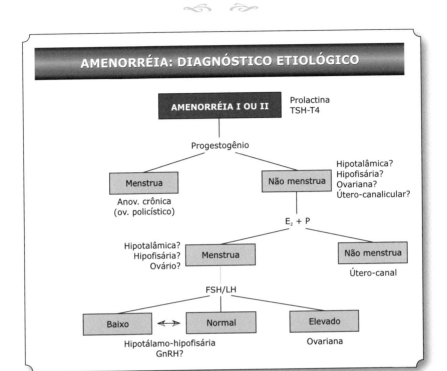

■ **Figura 14**
Fluxograma do diagnóstico etiológico das amenorréias.

potálamo-hipófise-ovário encontra-se íntegro e funcionante, porém de uma maneira acíclica.

Isso implica dizer que o ovário estará policístico? Sim, estará! E daí? Isso é óbvio, mas ao mesmo tempo perigoso, pois poderia sugerir que a investigação foi concluída. O teste do progestogênio é apenas uma das etapas iniciais da investigação. Ele não nos informa se a anovulação se deve a uma obesidade, a uma resistência periférica à insulina, a uma combinação das duas, a uma epilepsia do lobo temporal, a um tumor ou demais patologias nas quais a anovulação é apenas um dos comemorativos clínicos. Continue com a seqüência do roteiro do diagnóstico etiológico das amenorréias.

É importante assinalar que causas hipotalâmicas ou hipofisárias, em suas fases iniciais, podem não impedir imediatamente a função ovariana, e que uma atividade residual pode ser o suficiente para que o ovário produza pequenas quantidades de estrogênios, o que tornaria o teste do progestogênio positivo. Nestes casos, apesar de a causa ser hipotálamo-hipofisária, os ovários poderão encontrar-se transitoriamente policísticos.

Há um aspecto didático no teste do progestogênio que é o seguinte: nos casos de hipogonadismo hipogonadotrófico (por exemplo, síndrome de Kallman e anorexia nervosa), existe uma população folicular ovariana normal, mas não existem gonadotrofinas suficientes para induzir o crescimento dos folículos; portanto, não haverá produção de estrogênios nem a conseqüente proliferação do endométrio. A paciente, por conseguinte, não sangrará após o teste, e seus ovários obviamente não poderão estar policísticos (Figura 15).

Nos casos de hipogonadismo hipergonadotrófico (por exemplo, menopausa prematura, disgenesia gonadal), existem níveis elevados de gonadotrofinas, mas não existem folículos ou, se existem, eles não respondem às mesmas, por falta de receptores (síndrome de Savage ou dos ovários resistentes); portanto, não haverá produção de estrogênios nem proliferação do endométrio. A paciente também não sangrará após o teste, e seus ovários também não poderão estar policísticos.

Anovulação Hipergonadotrófica	Anovulação Hipogonadotrófica	Anovulação Normogonadotrófica
Existem gonadotrofinas. Não existem folículos.	Existem folículos. Não existem gonadotrofinas.	Existem gonadotrofinas. Existem folículos.
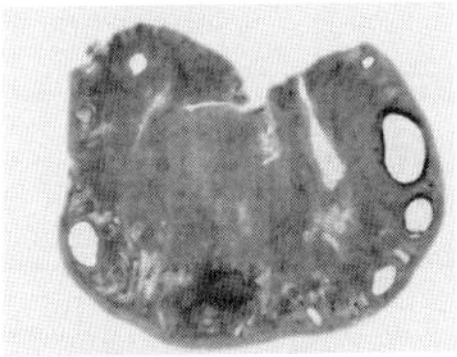	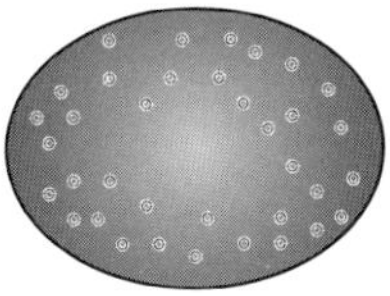	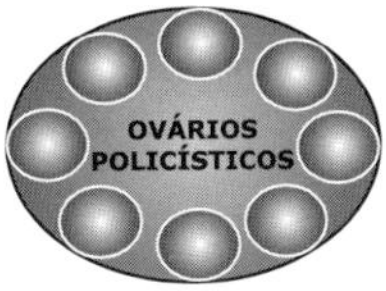 OVÁRIOS POLICÍSTICOS
Não há estrogênio. Não há proliferação do endométrio. *Não sangra ao teste do progestogênio.*	Não há estrogênio. Não há proliferação do endométrio. *Não sangra ao teste do progestogênio.*	Há estrogênio, mas não há pico ovulatório. Há proliferação do endométrio. *Sangra ao teste do progestogênio.*

■ **Figura 15**
Interpretação gráfica do teste do progestogênio.

Nos casos de anovulação crônica normogonadotrófica (por *feedback* inadequado), que representam a imensa maioria dos casos de anovulação crônica, existem gonadotrofinas, às vezes com uma relação alterada, não importa. Existe também uma população folicular adequada, com produção tônica de estrogênios, o que fatalmente fará o endométrio proliferar e a paciente menstruar após o progestogênio. Seus ovários, obviamente, estarão policísticos. Não há outra alternativa.

Por que é absolutamente indispensável afastar todas as patologias nas quais os ovários policísticos podem estar presentes? Pelo simples fato de a anovulação coexistir com as mesmas. Felizmente, a imensa maioria das anovulacões se deve a um *feedback* inapropriado, o que não torna o quadro destituído de riscos a longo prazo. Basta lembrar das alterações metabólicas associadas que podem aumentar o risco cardiovascular e de câncer do endométrio.

Se formos orientar a conduta clínica apenas pela presença dos ovários policísticos, correremos o risco de intervir fisicamente sobre os ovários e ignorar uma patologia muito mais grave, que poderá, inclusive, custar a vida da paciente.

CAPÍTULO

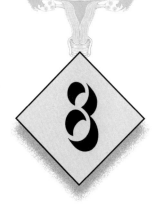

O Que Fazer com a Paciente?

O QUE FAZER COM A PACIENTE?

A questão básica ao lidarmos com uma paciente em anovulação crônica é afastarmos as demais patologias nas quais a anovulação pode, paralelamente, se manifestar. Se for identificada uma causa cujo tratamento estiver na alçada do ginecologista, vamos em frente. Se não for da nossa competência, ou não estivermos seguros quanto à conduta, encaminhemos a outro colega ginecologista, ao endocrinologista, ao nutricionista, ao neurologista ou especialista afim.

Imagine praticar a ressecção em cunha do ovário ou induzir a ovulação, obter uma gestação e ignorar uma resistência periférica à insulina, uma síndrome de Cushing, um tumor cerebral ou da supra-renal, um prolactinoma ou uma epilepsia do lobo temporal. Por outro lado, imagine quão elegante é obter uma gestação mediante uma simples redução do peso, ou do uso de um agonista da dopamina, ou da hidantoína, nos casos de anovulação devida, respectivamente, à obesidade, a uma hiperprolactinemia ou a uma epilepsia de lobo temporal.

Afastadas as patologias que podem estar associadas aos ovários policísticos e identificada a anovulação crônica normogonadotrófica ou por retrocontrole inapropriado, vamos nos ater à queixa da paciente. Tratar o que? A infertilidade? A amenorréia? A oligomenorréia? A hemorragia uterina disfuncional? O hirsutismo ou acne? A obesidade?

Se esse não for o nosso foco, muito provavelmente iremos tratar o que não precisa ser tratado ou, eventualmente, criar uma iatrogenia.

De início, independente da queixa da paciente, se ela for obesa, o primeiro passo será reduzir o seu peso por meio de dieta e exercícios físicos. A metformina nesta situação também é bem-vinda, devido à associação freqüente da obesidade com a resistência periférica à insulina e pelo fato de a medicação também diminuir a quantidade de androgênios circulantes. Conseguindo reduzir o peso, o que não é tarefa fácil, a ovulação retornará espontaneamente em mais da metade das pacientes e, obviamente, os ovários deixarão de ser policísticos.

Se a queixa for infertilidade, a indução da ovulação será o objetivo. Como atingi-lo?

Comecemos pela discussão da ressecção em cunha dos ovários. Afinal de contas, foi ela, com os seus resultados plenamente satisfatórios, que deu origem à famosa síndrome dos ovários policísticos. Já que a hipótese da barreira mecânica impedindo a ascensão do folículo de Graaf à superfície ovariana foi derrubada por Greenblatt, como explicar, então, essa mágica?

Lembremos que todo ovário cronicamente estimulado pelo LH produzirá quantidades elevadas de androgênios pelo seu estroma.

Howard Judd e Lasley,[36] em 1979, diziam:

> Uma variedade de tratamentos médicos resultam em um evento ovulatório isolado ou persistente. Esses tratamentos incluem a administração de gonadotrofinas, terapia com citrato de clomifeno e ressecção em cunha dos ovários. Todas essas modalidades têm algo em comum: elas mudam a relação gonadotrofinas/androgênios. É bem reconhecido que uma ótima foliculogênese e subseqüente ovulação não são uma simples função de estimulação gonadotrófica, mas são influenciadas pela esteroidogênese intra-ovariana. Qualquer manobra que aumente as gonadotrofinas circulantes ou diminua a produção dos androgênios ovarianos deve promover a ovulação.

O QUE FAZER COM A PACIENTE?

É exatamente isto o que ocorre quando se pratica a ressecção em cunha dos ovários ou a destruição de parte do seu estroma pela cauterização. Ambos os procedimentos são seguidos de acentuada, porém transitória, redução da produção da androstenediona ovariana e de diminuição mais prolongada da testosterona. A remoção brusca deste insulto androgênico ao eixo C-H-H-O permite a retomada da sua função cíclica e, conseqüentemente, da ovulação. Mas é bom termos em mente que este resultado é geralmente transitório. Se não corrigirmos os eventuais desvios metabólicos, dentro de alguns meses o quadro anovulatório retornará. E aí? Mais ressecção em cunha?

De qualquer forma, os procedimentos cirúrgicos são agressivos e dispendiosos, além dos riscos inerentes ao ato cirúrgico e da possibilidade de formação de aderências peritubárias, que resultarão em novo fator de esterilidade. Podemos obter os mesmos ou melhores resultados, intervindo de maneira mais fisiológica e elegante sobre o próprio eixo C-H-H-O.

A cirurgia foi o recurso terapêutico exclusivo e de bons resultados, em uma época em que não se sabia praticamente nada sobre os complexos mecanismos de regulação da função ovariana. Portanto, no estágio atual do conhecimento científico, esta conduta deve ser banida, e somente em casos muito especiais, quando todos os outros métodos tiverem fracassado, poderá ser utilizada. Mas, contenha-se. Se os outros métodos falharam, provavelmente a cirurgia também falhará. Será melhor investigar mais atentamente a paciente. Quem sabe não descobriremos um daqueles fatores coadjuvantes que passaram despercebidos, tipo epilepsia de lobo

OVÁRIOS POLICÍSTICOS – UMA VISÃO DIFERENCIADA

temporal ou uma forma de manifestação tardia da hiperplasia supra-renal congênita.

As condutas que seguem abaixo representam a opinião ou preferência pessoal do autor, não sendo, necessariamente, melhores ou isentas de críticas e restrições. Podem, entretanto, ser utilizadas por qualquer ginecologista, mesmo que não seja um especialista em infertilidade. Tente-as, antes de encaminhar a um serviço de reprodução assistida.

Atualmente, a indução da ovulação tem no citrato de clomifeno a medicação de primeira escolha. Entretanto, seu uso deve ser atentamente controlado, pois, pela própria característica morfológica do ovário policístico, sua resposta poderá levar a um quadro de hiperestimulação ovariana e suas possíveis e graves complicações. Deve-se iniciar com doses mais baixas (50mg) e observar a resposta. Se não responder depois de dois ciclos, a dose poderá ser aumentada. Caso não se obtenha a ovulação, podem-se associar 5.000 a 10.000 UI de HCG no 12º dia do ciclo, para reforçar a ação do pico pré-ovulatório endógeno do LH. O resultado, contudo, não é dos melhores em termos de gestação, pois o clomifeno, ao mesmo tempo que induz eficientemente a ovulação, favorece também a formação de um corpo lúteo inadequado. Ele induz o aumento do FSH endógeno no início do ciclo, que é o objetivo desejado, mas provoca paralelamente um aumento maior e extemporâneo do LH no início do ciclo. Esta gonadotrofina, precocemente elevada, atuará no folículo em crescimento, perturbando a sua maturação, inibindo a proliferação adequada das células da granulosa e levando a uma luteinização precoce, ou mesmo à atresia folicular, devido ao aumento dos androgênios produzidos pela teca interna, que são, simultaneamente, por ela estimulados. Como o corpo lúteo é a continuidade do folículo, um mau folículo resultará em um mau corpo lúteo. Há que se considerar também o efeito antiestrogênico do clomifeno sobre o muco cervical e sobre os receptores de progesterona das células do endométrio. O receptor de progesterona é estrogênio-dependente, sendo, portanto, produzido em menor quantidade sob o efeito da medicação. Com um número reduzido de receptores de progesterona, a suplementação deste hormônio não produzirá o efeito desejado.

Pequenas intervenções podem melhorar os resultados. Dentre elas, a criação artificial de um pico farmacológico de estrogênios, mimetizando e potencializando o pico fisiológico pré-ovulatório de estradiol. Isto se consegue administrando doses crescentes de estrogênios conjugados, de 12 em 12 horas nos dias 12 e 13 do ciclo (Figura 16). Acreditamos que esse esquema corrigiria o efeito desfavorável do clomifeno sobre o muco cervical, aumentaria o número de receptores de progesterona nas células do endométrio, favoreceria a ação de uma eventual complementação pela progesterona micronizada oral ou supositório e coincidiria com o pico endógeno do estradiol, reforçando-o, que é, em última análise, o responsável direto pela liberação hipofisária do pico ovulatório do LH.

Se ainda assim não obtivermos a ovulação ou gravidez, lembremos das palavras de Howard Judd e abaixemos os androgênios circulantes de origem supra-renal com pequenas doses de corticóide ao deitar (0,5mg de dexametasona ou 5mg de prednisona), acrescentadas aos esquemas mencionados. A metformina, se já não estiver sendo empre-

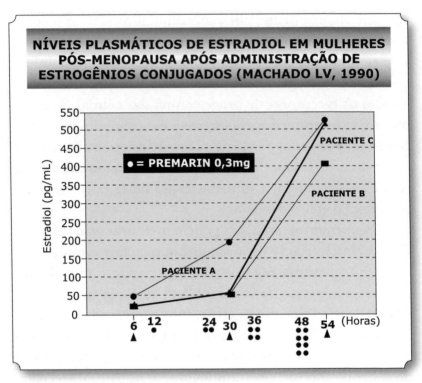

Figura 16
Níveis séricos de estradiol, colhidos seis horas após doses progressivas de estrogênios conjugados.

gada, atua reduzindo os níveis séricos do LH, que em geral estão cronicamente um pouco elevados, e da testosterona. Ela diminui também a atividade do citocromo P450c17alfa e aumenta a SHBG. Seu emprego só pode favorecer uma melhor resposta.

Impossível documentar cientificamente a eficácia de tais procedimentos ou comprovar se os êxitos foram atribuídos a esse ou aquele medicamento, ou apesar deles. Uma coisa é pesquisa científica, outra é a clínica diária de consultório. As pesquisas desvendam os mecanismos fisiológicos, clareiam os nossos horizontes e permitem-nos fazer ilações racionais e bem-fundamentadas para aplicá-las na clínica; portanto, se ainda assim nada funcionar, antes de pensarmos na cirurgia sobre os ovários, acrescentemos também pequenas doses (meio comprimido de 2,5mg) de bromocriptina ao deitar. Citemos mais uma vez Leon Speroff:

> Enquanto o uso de bromocriptina para induzir a ovulação está claramente indicado na presença de galactorréia ou hiperprolactinemia, seu uso em pacientes que não respondem ao clomifeno com prolactina normal e sem galactorréia é controverso. Pacientes anovulatórias com níveis normais de prolactina respondem à bromocriptina, mas a eficácia deste tratamento não foi estabelecida por estudos controlados. No entanto, a resposta clínica é ocasionalmente impressionante.

Caso a queixa seja amenorréia ou oligomenorréia, sem nenhuma outra manifestação clínica, em uma paciente sem atividade sexual, o tratamento com qualquer progestogênio oral administrado ciclicamente durante 10 dias, a partir do 15º dia do ciclo, será suficiente. Obviamente, no caso de amenorréia, o progestogênio poderá ser iniciado no mesmo dia. A partir da menstruação, que certamente ocorrerá, reinicie no 15º dia. Após três a quatro séries, suspende-se o medicamento e observa-se se os ciclos menstruais continuarão regulares. Caso volte a atrasar mais de um mês, significando que o quadro anovulatório persiste (excluída uma gravidez),

OVÁRIOS POLICÍSTICOS – UMA VISÃO DIFERENCIADA

será conveniente empregar um anticoncepcional oral, mesmo que a paciente não tenha atividade sexual. O acréscimo do etinilestradiol utilizado nos anticoncepcionais estimulará o aumento da produção hepática da SHBG, que se ligará à testosterona livre, reduzindo seu nível sérico. Este efeito, além de melhorar o hiperandrogenismo cutâneo, atuará sobre a hipófise, diminuindo, por *feedback* negativo, os níveis circulantes do LH e, conseqüentemente, seu estímulo sobre o estroma ovariano na produção de androgênios.

Com mais razão, nas pacientes que têm vida sexual ativa e não desejam engravidar, a pílula anticoncepcional deverá ser empregada, pois, apesar de o quadro referir-se à anovulação crônica, não é raro ocorrer uma ovulação esporádica. Paralelamente, tanto o progestogênio isolado como a pílula estarão prevenindo a hiperplasia ou o adenocarcinoma do endométrio.

Apesar de os efeitos antiandrogênicos serem obtidos com qualquer anticoncepcional, nos casos de acne e hirsutismo mais acentuados, talvez, um anticoncepcional cujo progestogênio tenha uma ação antiandrogênica um pouco maior, tipo ciproterona ou drospirenona, e, em menor intensidade, a clormadinona e o nomegestrol, possa obter algum efeito adicional, mas não esperem muita coisa diferente dos demais.

Se o quadro anovulatório crônico se manifestar como uma hemorragia uterina disfuncional, o objetivo será interromper o sangramento anormal e fazer a paciente ciclar regularmente.

Como, em princípio, o sangramento disfuncional é um diagnóstico por exclusão de causas orgânicas, não nos esqueçamos que causas orgânicas podem coexistir com anovulação crônica. Portanto, se o tratamento do sangramento disfuncional não der resultado, com certeza existe uma causa orgânica, provavelmente uterina, não identificada. Procure-a.

Na puberdade, conforme mencionado no segundo capítulo, a anovulação nos ciclos iniciais é a regra, porém geralmente transitória e portanto, autolimitada. Ela se deve à imaturidade do eixo C-H-H-O, ainda incapaz de produzir o pico ovulatório de LH. Quando ele ocorrer, a paciente ovulará e seus ovários automaticamente deixarão de ser policísticos, e os ciclos tornar-se-ão regulares. Porém, até que isto aconteça, o sangramento poderá, eventualmente, ser mais abundante e prolongado, necessitando, pois, de uma intervenção medicamentosa.

Se a paciente está sangrando, é porque existe uma produção estrogênica adequada. O que ela não está produzindo é a progesterona; portanto, não há necessidade de se prescrever estrogênio, mas sim um progestogênio. A ação deste hormônio interromperá imediatamente o efeito proliferativo do estrogênio sobre o endométrio, transformando-o em endométrio secretor. Por outro lado, é importante ter em mente que o progestogênio não promove a reepitelização da superfície endometrial e, conseqüentemente, a imediata interrupção do sangramento. Este fato deverá ser comunicado à paciente, pois ela provavelmente continuará perdendo sangue durante todo o período da primeira série da medicação.

O progestogênio deverá ser administrado durante 10 a 12 dias. Após seu término, três a quatro dias depois, ocorrerá a descamação fisiológica da camada funcional do endométrio, correspondendo a uma menstruação fisiológica. Portanto, a paciente poderá continuar sangrando durante os dias em que estiver tomando o medicamento, mais três a quatro dias correspondentes ao período de deprivação hormonal, mais os dias correspondentes à menstruação propriamente dita. Nova série de 10 dias do progestogênio será repetida, começando no 15º dia, contado a partir do início da menstruação. A fim de facilitar o cálculo para a paciente, pedimos-lhe para iniciar a segunda série 18 dias após o término da primeira (três a quatro dias correspondendo ao período que levaria para iniciar a menstruação, mais os 14 dias da fase proliferativa).

Após três a quatro séries, a medicação é suspensa e a paciente observada durante os próximos ciclos. Caso ocorram novos atrasos menstruais de 10 a 20 dias, indicando que os ciclos ovulatórios ainda não se estabeleceram, nova série profilática do progestogênio deverá ser instituída.

Se o quadro hemorrágico for de grande intensidade, a ponto de levar a adolescente a uma anemia profunda, a interrupção imediata do sangramento é imperiosa e, nesta situação especial, afastada uma coagulopatia, o emprego do estrogênio estará indicado, seja de modo isolado, seja, preferentemente, associado ao progestogênio.

A fisiopatologia do sangramento disfuncional nos mostra que ele ocorre quando os níveis flutuantes dos estrogênios caem abaixo de um determinado nadir e é interrompido quando os níveis se elevam. Se elevarmos farmacologicamente os níveis de estrogênio, obteremos uma rápida reepitelização do endométrio e a conseqüente interrupção do sangramento, mas estaremos ao mesmo tempo provocando um maior crescimento da espessura endometrial, que fatalmente terá de descamar cessada a medicação, provocando um sangramento ainda maior, pois nesta situação toda a camada funcional do endométrio será eliminada.

O estrogênio por via endovenosa não é mais eficiente do que por via oral. Quatro comprimidos ao dia de 1,25mg de estrogênios conjugados ou doses equivalentes de estradiol são suficientes para interromper a hemorragia dentro de 48 horas. Se isto não ocorrer, devemos suspeitar de uma causa orgânica não identificada.

Tão logo se obtenha a hemostasia, o tratamento combinado com o progestogênio deverá ser instituído, a fim de transformar o endométrio proliferado ou hiperplásico em secretor, dando maior estabilidade à microarquitetura da camada funcional e possibilitando uma descamação fisiológica após a interrupção da medicação. O progestogênio poderá ser acrescentado ao estrogênio durante 10 dias, ou o estrogênio poderá ser substituído por uma associação de estrogênio + progestogênio, ou uma pílula anticoncepcional combinada, com doses mais elevadas de etinilestradiol (25 a 35µg), para que possa exercer eficientemente o efeito farmacológico desejado, três vezes ao dia, durante 10 dias.

Três a quatro dias após o término da medicação, ocorrerá a menstruação. A partir daí, somente o progestogênio oral deverá ser administrado, por mais três ou quatro séries, começando no 15º dia do ciclo, a menos que a paciente tenha atividade sexual e prefira fazer uso da pílula como medida anticoncepcional.

OVÁRIOS POLICÍSTICOS – UMA VISÃO DIFERENCIADA

Casos de sangramento moderado respondem bem aos preparados seqüenciais, cujos 11 primeiros comprimidos contêm um estrogênio (2mg de valerato de estradiol) e os 10 seguintes, uma associação deste estrogênio mais um progestogênio (0,25mg de levonorgestrel). Após a primeira série, deverão ser substituídos pelo esquema do progestogênio isolado durante 10 dias, a partir do 15º dia do ciclo, ou pelo anticoncepcional oral.

A não-observância da fisiopatologia do quadro e do tratamento baseado nesses princípios tem provocado inúmeras falhas, transformando um sangramento inicialmente disfuncional em um sangramento iatrogênico.

No menacme, o tratamento obedecerá à mesma diretriz. Lembremos apenas que a anovulação crônica nesse período, como na adolescência, levará fatalmente ao aparecimento dos ovários policísticos, que, como vimos, é uma conseqüência, assim como a hiperplasia do endométrio.

Finalmente, se o problema for o hirsutismo ou acne, o tratamento será eminentemente clínico e cosmético. O objetivo consiste em suprimir as fontes dos androgênios circulantes ou bloquear suas ações na unidade pilossebácea. O resultado é geralmente satisfatório, mas deverá ser acompanhado de medidas cosméticas, como raspagem dos pêlos, depilação ou eletrólise, nos casos mais intensos. Entretanto, não devemos prometer milagres à paciente. Muitos casos de hirsutismo estão ligados a fatores raciais ou hereditários, como deficiência de determinadas enzimas que participam da esteroidogênese normal, ou uma hiperatividade da 5α-redutase.

Enquanto a paciente estiver sob o efeito da medicação, haverá uma resposta satisfatória, porém, ao interrompê-la, progressivamente os sinais de hiperandrogenismo irão retornando, a menos que o bulbo piloso das unidades pilossebáceas tenha sido destruído pela eletrólise.

Os casos de origem supra-renal podem ser tratados pela supressão do ACTH por meio dos corticóides, por exemplo, 0,5mg de dexametasona, 5mg de prednisona ou 6mg de defazacort, indefinidamente. Se a intenção é bloquear a atividade da supra-renal, o medicamento deverá ser tomado ao deitar, pois a maior atividade da glândula ocorre durante a noite. Os casos de hiperandrogenismo ovariano, que representam a grande maioria, podem ser tratados com anticoncepcionais orais ou qualquer outra via não oral. A associação de corticóide e anticoncepcional pode ser empregada nos casos mais resistentes, ou nos quais a resposta a uma das drogas isolada não tenha sido satisfatória.

Uma das razões pelas quais não peço de rotina a dosagem dos androgênios é pelo fato de o tratamento ser geralmente o mesmo, independente de ser o excesso de androgênios predominantemente ovariano, supra-renal ou por aumento da atividade da 5α-redutase no folículo piloso. Se a paciente apresentar um quadro de origem supra-renal, tipo manifestação tardia, posso não optar pelo corticóide por uma questão de preferência, ou por considerá-lo uma droga que apresenta outros efeitos colaterais. Nesses casos, posso optar pelo bloqueio dos androgênios ovarianos através da pílula anticoncepcional, mesmo sabendo que a causa seja supra-renal, pois ao suprimir os androgênios ovarianos, estaremos certamente diminuindo a testosterona total e, conseqüentemente, sua ação no folículo piloso. Se existem duas fontes de produção androgênica, a eliminação de uma delas (justamente aquela responsável pela maior produção da testosterona) irá contribuir para a melhoria do quadro. O mais importante, entretanto, é que o tratamento mais eficiente e utilizado como primeira opção nos quadros mais acentuados, está voltado para a atuação no compartimento periférico, bloqueando os receptores celulares da testosterona e a atividade da 5α-redutase na transformação da testosterona em DHT, independente do fato de a produção androgênica ser ovariana ou supra-renal. Essas drogas são representadas pela espironolactona, acetato de ciproterona, flutamida e finasterida.

A flutamida é usada nos casos de câncer da próstata. É cara e apresenta um risco potencial de hepatotoxicidade ainda não bem compreendido, manifestando-se por icterícia, hiperbilirrubinemia e elevação das transaminases. Estudos comparativos, entretanto, não mostram efeitos clínicos superiores aos da espironolactona; portanto, é melhor não utilizá-la.

A ciproterona é um progestogênio derivado do pregnano que apresenta uma potente ação antiandrogênica, ocupando, por competição, os receptores de testosterona na pele. Em casos de hirsutismo discreto, nos quais a contracepção é paralelamente desejada, podemos empregar os produtos disponíveis no mercado contendo 2mg de acetato de ciproterona, associados a 35µg de etinilestradiol. Entretanto, qualquer anticoncepcional poderá produzir resultados satisfatórios pois, ao diminuir o nível do LH, reduz a produção dos androgênios provenientes do estroma ovariano. Concomitantemente, pela ação do etinilestradiol, estimula a síntese da SHBG que irá ligar-se preferencialmente à testosterona livre, tornando-a biologicamente inativa. O estradiol possui, ainda, uma ação direta sobre a glândula sebácea, diminuindo a produção do sebo.

A finasterida foi desenvolvida como um inibidor da 5α-redutase, capaz de bloquear a conversão da testosterona em DHT, e também é utilizada no tratamento da hipertrofia benigna e do câncer da próstata. Teoricamente teria a grande vantagem de não interferir nos níveis séricos da testosterona nem ocupar o seu receptor. Isto evitaria os efeitos colaterais apresentados pela ciproterona, espironolactona e flutamida sobre a libido e a disposição física. Obviamente, a resposta sexual depende de outras variáveis, talvez mais importantes do que um pouco mais ou um pouco menos de testosterona. De qualquer forma, estudos comparativos mostraram a superioridade da espironolactona em relação à finasterida, no que se refere ao hirsutismo.

Finalmente, a espironolactona, que é a droga da minha preferência. É um antagonista da aldosterona, possuindo, portanto, um efeito diurético não muito potente. Ela é bem tolerada e atua tanto no receptor androgênico da unidade pilossebácea, ocupando-o e impedindo a sua ocupação pela testosterona, como na esteroidogênese, bloqueando o citocromo P450 e limitando a síntese dos androgênios. Doses de 50 a 200mg poderão ser usadas, dependendo do grau do hirsutismo. A duração do tratamento deverá estender-se por um a dois anos. Nas doses mais elevadas, é freqüente um encurtamento do ciclo menstrual, o que é prontamente corrigido pela associação de uma pílula anticoncepcional, preferentemente que contenha a ciproterona ou a drospirenona como progestogênio nos casos mais intensos, o que potencializará um pouco mais a ação antiandrogênica.

Ao considerarmos uma droga antiandrogênica, deveremos individualizar e discutir com a paciente. Às vezes, mais vale um pouquinho de espinhas ou pêlos com libido do que uma pele lisa e glabra sem libido. A decisão cabe à paciente.

Devemos, acima de tudo, lembrar que, ao bloquear a ação androgênica, poderemos liberar o eixo C-H-H-O, fazendo com que essas pacientes anovulatórias retomem os seus ciclos ovulatórios, com eventual chance (ou risco) de engravidar. Caso ela ocorra, a droga deverá ser imediatamente interrompida, a fim de não interferir com a diferenciação normal da genitália externa de um embrião do sexo masculino, que é androgênio-dependente.

Aos que acham que os análogos do GnRH constituem um avanço no tratamento do hirsutismo e da anovulação crônica, devo lamentar. Estarão tratando um problema e criando um outro ainda maior. Uma espécie de menopausa prematura, com toda a sua sintomatologia exacerbada, sem resolver nada, pois o tratamento é por tempo limitado e não leva em consideração a etiologia do quadro. Após a suspensão, depois do efeito de rebote, o quadro retornará com a mesma intensidade. Na realidade, a velha ressecção em cunha é superior, pois estará apenas retirando parte do estroma, diminuindo os níveis de androgênios e liberando a hipófise, sem provocar sintomas de menopausa. Sua única indicação seria nos casos em que a fertilização assistida fosse o objetivo, depois de falharem as tentativas convencionais.

CAPÍTULO

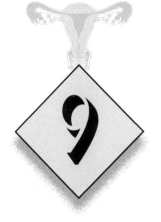

Epílogo

EPÍLOGO

consenso sobre a síndrome dos ovários policísticos é a absoluta falta de consenso. Por isso, acredito que a visão diferenciada exposta nesta obra torna o quadro mais simples e fácil de ser compreendido, assimilado e, mais importante, objetivamente tratado.

Para mostrar como, do jeito que as coisas estão, ninguém se entende, fortalecendo a mensagem de que a SOP é uma síndrome que não existe, deixo em destaque um trabalho muito interessante do grupo do Departamento de Endocrinologia e Diabetes do Keogh Institute for Medical Research, da Escola de Medicina e Farmacologia da University of Western Australia e do Centro de Pesquisa para a Saúde Reprodutiva da Universidade de Adelaide.[37] Ele reforça tudo o que foi discutido neste texto. Vejamos:

O ponto de partida foi a constatação de que as pacientes com a "síndrome" geralmente procuram os endocrinologistas ou ginecologistas, e não se sabe se esses grupos de especialistas diferem na sua abordagem e conduta. O objetivo do trabalho foi comparar as práticas de investigação, diagnóstico e tratamento dos endocrinologistas e ginecologistas que tratam a "síndrome". Foi enviado para estes especialistas que atuam em hospitais de ensino e na clínica particular um questionário contendo uma história clínica de uma paciente hipotética, com queixa de oligomenorréia, hirsutismo, infertilidade e obesidade.

Foram obtidas respostas de 138 endocrinologistas e 172 ginecologistas. Os dois grupos de especialistas diferiram em suas escolhas dos critérios essenciais para diagnóstico e investigação. Os endocrinologistas consideraram a androgenização (81%) e a irregularidade menstrual (70%) critérios diag-

OVÁRIOS POLICÍSTICOS – UMA VISÃO DIFERENCIADA

nósticos essenciais, enquanto os ginecologistas mencionaram a presença de ovários policísticos (61%), androgenização (59%), irregularidade menstrual (47%) e uma relação LH/FSH aumentada (47%). Todos os valores P < 0,001. Na investigação, os ginecologistas eram mais favoráveis a pedir a ultra-sonografia ovariana (91% *vs*. 44%) e endocrinologistas a medir os androgênios supra-renais (80% *vs*. 58%) e lípides (67% *vs*. 34%). Dieta e exercícios foram escolhidos pela maioria dos consultados como tratamento de primeira linha para todos os tipos de apresentação clínica. Entretanto, os endocrinologistas preferiam usar os sensibilizadores de insulina, particularmente a metformina. Em relação à infertilidade, endocrinologistas davam preferência ao uso da metformina, ao passo que os ginecologistas recomendavam o clomifeno. A conclusão da pesquisa foi: há uma falta de consenso entre endocrinologistas e ginecologistas na definição, no diagnóstico e no tratamento da "síndrome dos ovários policísticos". Como conseqüência, a mulher pode receber um diagnóstico ou tratamento diferente, dependendo do tipo de especialista consultado.

Que maravilha! O que mais falta para fortalecer a "visão unitária da fisiopatologia ovariana"?

Na discussão, o trabalho menciona alguns tópicos interessantes:

A disparidade sobre o uso da ultra-sonografia ovariana é indicativa da controvérsia sobre a inclusão dos achados ultra-sonográficos nos critérios diagnósticos da SOP. Além do mais, o exame apresenta uma significativa variabilidade intra-observador e interobservador e, como tal, deve ser considerado subjetivo. O valor preditivo da evidência ultra-sonográfica do OP no futuro reprodutivo e na saúde metabólica permanece obscuro.

EPÍLOGO

A androgenização foi considerada o único critério essencial pela maioria dos especialistas. Houve significante falta de consenso sobre os outros critérios. Irregularidade menstrual foi favorecida pelos endocrinologistas e os achados ultra-sonográficos, pelos ginecologistas. (É, não tem jeito.) Permanece alguma confiança na relação LH/FSH aumentada como critério diagnóstico essencial; entretanto, isto deve ser abandonado.

Ao concluir, gostaria de destacar os pontos básicos da linha de raciocínio seguida neste texto:

- Na presença de uma população folicular normal e um estímulo gonadotrófico basal, ovário que não ovula será, obrigatoriamente, policístico.
- Ovário policístico é a expressão morfológica da anovulação crônica.
- Anovulação é a causa, ovários policísticos, a conseqüência.
- Não procure ovários policísticos. Procure a causa da anovulação.
- As causas da anovulação são as mesmas da insuficiência lútea, do sangramento uterino disfuncional e da amenorréia. O que determina o tipo da apresentação clínica é a intensidade do bloqueio da função ovariana.
- Ignorem os consensos e os critérios diagnósticos para o diagnóstico de uma síndrome que não existe.
- A grande maioria dos casos de anovulação crônica se deve a um simples distúrbio funcional do eixo C-H-H-O; entre-

OVÁRIOS POLICÍSTICOS – UMA VISÃO DIFERENCIADA

tanto, devemos ter sempre em mente a possibilidade de uma causa orgânica subjacente e procurar afastá-la.

- Identificada a causa da anovulação, qualquer que seja, o tratamento será objetivo, dirigido especificamente para cada situação e, geralmente, bem-sucedido.
- Tenham sempre em mente uma possível associação da anovulação crônica com uma resistência periférica à insulina (hiperinsulinemia).
- Não esperem a descoberta de novos fatores genéticos ou metabólicos que esclareçam a causa definitiva dos ovários policísticos. Estes eventuais achados irão apenas enriquecer o nosso conhecimento, acrescentando mais um dado que nos ajudará a entender melhor e mais profundamente os mecanismos biomoleculares envolvidos na fisiopatologia do eixo C-H-H-O. Nada, porém, modificará o conceito da anovulação crônica e a maneira relativamente simples de conduzir o problema.
- Sempre que pensarem em usar as expressões "síndrome dos ovários policísticos", "síndrome de Stein-Leventhal", "doença policística dos ovários" ou "anovulação crônica hiperandrogênica" (o que caracteriza um pleonasmo fisiológico), usem apenas "anovulação crônica".

Referências Bibliográficas

1. Machado LV. Deixemos o ovário em paz. *Femina* 1986; *14*: 227-36.

2. Goldzieher JW. Polycystic ovarian disease. *In:* Walach EE, Kempers RD. *Modern trends in infertility and conception control.* Vol. 2, Philadelphia: Harper & Row Publishers; 1982: 65-88.

3. Stein IF, Leventhal ML. Amenorrhea associated with bilateral polycystic ovaries. *Am J Obstet Gynecol* 1935; *29*: 181.

4. Shearman RP, Cox RI. The enigmatic polycystic ovary. *Obstet Gynecol Surg* 1966; *21*: 1.

5. Gruhn JG, Kaser RR. *Hormonal regulation of the menstrual cycle. The evolution of concepts.* New York: Plenum Medical Book Co., 1989.

6. Machado LM. O estroma ovariano e suas implicações clínicas. *Femina* 1976; *4*: 680-5.

7. Macklon NS, Fauser BCJM. Follicle development before and during the menstrual cycle. *In:* Te Velde ER, Pearson PL, Broekmans FJ. *Female reproductive aging.* New York: The Parthenon Publishing Group, 2000: 111-22.

8. Machado LV. *Endocrinologia ginecológica*. Rio de Janeiro: Medbook, 2006: 15-23.

9. Smith GVW, Johnson LC, Hertig AT. Relation of ovarian stromal hyperplasia and thecoma of the ovary to endometrial hyperplasia and carcinoma. *N Engl J Med* 1942; *226*: 365-9.

10. Machado LV. Deixemos o ovário em paz II. *Femina* 1988; *16*: 1.091-3.

11. Robinson MR. Surgical treatment of ovarian dysfunctions: clinical and pathological study. *Am J Obstet Gynecol* 1935; *30*: 18-36.

12. Machado LV, Pardini H, Sales JM. Hiperplasia suprarrenal congênita. *Rev Bras Ginecol e D'Obstet* 1963; *6*: 179-98.

13. Greemblatt R. *In*: Givens JR. *The infertile female*. Chicago: Year Book Medical Publishers. Panel III, 1979: 332.

14. Scully R. Androgenic lesions of the ovary. *In*: Grady HG, Smith DE. *The ovary*. Baltimore: The Williams & Wilkins Co. 1963: 143-74.

15. Pittaway DE. Neoplastic causes of hyperandrogenism. *In*: *Infertility and reproductive medicine. Clinics of North America*. Philadelphia: W.B. Saunders, 1991; *2*: 531-45.

16. Herzog AG, Seibel MM, Schomer DL, Waitukaitis JL, Geschwin N. Temporal lobe epilepsy: an extrahypothalamic pathogenesis for polycystic ovarian syndrome? *Neurology* 1984; *33*: 1.389.

17. Evans TN. Ovarian follicular hyperplasia. *In*: Mack HC. *The ovary*. Proceedings of the Second Annual Symposium on the Physiology and Pathology of Human Reproduction. Springfield: Charles C Thomas Publisher, 1968: 130-48.

18. Mahesh VB. Current concepts of the pathophysiology of the polycystic ovary syndrome. *In*: Tozzini, Reeves G, Pineda RL. *Endocrine physiopathology of the ovary*. Amsterdam: Elsevier/North Holland Biomedical Press, 1980: 275-94.

19. Machado LM. Anovulação e ovários policísticos – Causa e efeito. *Femina* 1979; *7*: 764-5.

20. Mahesh VB, Phil D, Greenblatt RB. The syndrome of the enlarged polycystic ovaries. *In*: Mack HC. *The ovary*. Proceedings of the Second Annual Symposium on the Physiology and Pathology of

OVÁRIOS POLICÍSTICOS ANTES E DEPOIS DE STEIN E LEVENTHAL

Human Reproduction. Springfield: Charles C Thomas Publisher, 1968: 149-65.

21. Redmond GP. *Androgenic disorders*. New York: Raven Press, 1995: xii.

22. Lobo RA. Androgen excess in women. The enigma of the hirsute female. *Obstet Gynecol Clin North Am* 1987; *14*(4): 59-77.

23. Lobo RA. A disorder without identity "HCA", "PCO", "PCOD", "PCOS", "SLS". What are we to call it? *Fertil Steril* 1995; *63*: 1.158-60.

24. Yen SSC. Polycystic ovary syndrome (hyperandrogenic chronic anovulation). *In*: Yen SSC, Jaffe RB, Barbieri RL. *Reproductive endocrinology*. Philadelphia: W. B. Saunders Co. 1999: 437.

25. Legro RS, Strauss III. Policistic ovary syndrome. *In*: Fauser BCJM. *Reproductive medicine. molecular, cellular and genetic fundamentals*. Boca Raton: Parthenon Publishers, 2003.

26. Hassan MDM, Killick SR. Asymptomatic polycystic ovaries not associated with infertility. *Fertil Steril*. 2003; *80*: 966-75.

27. Zawedzki JK, Dunaif A. Diagnostic criteria for polycystic ovary syndrome: towards a rational approach. *In*: Dunaif A, ed. *Polycystic ovary syndrome*. Boston: Blackwell Scientific, 1992: 377-84.

28. Machado LV, Halbe H, Serzedello MA *et al*. Um inquérito: anovulação e ovários policísticos. *Femina* 1979; *7*: 702-6.

29. Legro RS. Diagnostic criteria in polycystic ovary syndrome. *Sem Reprod Med* 2003; *21*(3): 267-75.

30. The Rotterdam ESHRE/ASRM-Sponsored PCOS Consensus Workshop Group. Rotterdam, The Netherlands. *Fertil Steril*. 2004; *81*: 19-23.

31. The Task Force on the Phenotype of the Polycystic Ovary Syndrome of the Androgen Excess Society. Position Statement: Criteria for defining Polycystic Ovary Syndrome as a predominantly Hyperandrogenic Syndrome: an Androgen Excess Society Guidelines. *J Clin Endocrin Metab*, Ago 2006.

32. Rittmaster RS. Clinical relevance of testosterone and dihydrotestos-terone metabolism in women. *Am J Med*. 1995; *98*(suppl 1A): 1 A-17S-1A-21S.

33. Nestler JE, Jakubowicz DJ. Decreases in ovarian cytochrome P450c17alfa activity and serum free testosterone after reduction of insulin secretion in polycystic ovary syndrome. *N Engl J Med* 1966; *335*: 617-23.

34. Martinez-Guisasola J, Ferrer J, Guerrero M *et al*. Circulating levels of immunoreactive beta-endorphin in polycystic ovary syndrome. *Gynecol Endocrinol* 1999; *13*: 26-35.

35. Eriksson JG, Forsen T, Tuomilehto J *et al*. Effects of the size at birth and childhood growth on the insulin resistance syndrome in elderly individuals. *Diabetologia* 2004; *45*: 342-8.

36. Judd HL, Lasley BL. Ovarian disorders. *In*: Givens JR. *The infertile female*. Chicago: Year Book Medical Publishers Inc, 1979: 181-200.

37. Cussons AJ, Stuckey BGA, Walsh JP *et al*. Polycystic ovarian syndrome: marked differences between endocrinologists and gynaecologists in diagnosis and management. *Clin Endocrinol* 2005; *62*(3): 289-95.

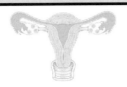

Índice Remissivo

A

Agenesia gonadal, 14
Anovulação, 53

C

Células epiteliais, 14
Ciproterona, 100
Citrato de clomifeno, 90
Colesterol, 20
Corpo lúteo, 19, 21

D

Diferenciação das gônadas, 15

E

Epitélio germinativo, 14
Espironolactona, 101
Esteroidogênese ovariana, 19
- teoria das duas células de Falck, 22
Estrogênio, 97
Estroma ovariano, 19, 22

F

Finasterida, 101
Fisiopatologia ovariana, 68
Flutamida, 100
Folículo de Graaf, 6

G

Gônadas em estria, 14
Gonadostato, 16
Gonadotrofinas, 9
Graaf, Regnier, 4, 6

H

Hipogonadismo
- hipergonadotrófico, 82
- hipogonadotrófico, 82

I

Indução da ovulação, 90

K
Kallman, síndrome, 82

M
Menstruação, 8
Metyrapone, 39

O
Oócitos, 16
Ooforectomia, 8
Ovário(s), 13
- diferenciação, 13
- era contemporânea, 11-22
- formação, 13
- policísticos, Ver Síndrome dos ovários policísticos
- primórdios da civilização, 1-9
- puberdade, 16
Ovulação, indução, 90

P
Pílula anticoncepcional, 94
Progestogênio, 95
Puberdade, ovário, 16

S
Sangramento, 95
Savage, síndrome, 82
Síndrome dos ovários policísticos, 33-49
- antes e depois de Stein e Leventhal, 23-31
- definição da OMS, 65
- diagnóstico, 51-62, 75-84
- tratamento, 85-102
- visão diferenciada, 63-74

V
Vesalius, Andreas, 4

Impresso nas oficinas da
SERMOGRAF - ARTES GRÁFICAS E EDITORA LTDA.
Rua São Sebastião, 199 - Petrópolis - RJ
Tel.: (24)2237-3769